Annette Kerckhoff, Andreas Michalsen
Was tun zur Raucherentwöhnung

W0056338

Was tun zur

Raucherentwöhnung

Annette Kerckhoff
Andreas Michalsen

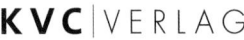

NATUR UND MEDIZIN e. V.
Am Deimelsberg 36, 45276 Essen
Tel.: (0201) 56305 70, Fax: (0201) 56305 60
www.kvc-verlag.de

Kerckhoff, Annette; Michalsen, Andreas
Was tun zur Raucherentwöhnung

Wichtiger Hinweis: Für Angaben über Dosierungsanweisungen und Applikationsformen kann vom Verlag keine Gewähr übernommen werden. Jede Dosierung oder Applikation erfolgt auf eigene Gefahr des Benutzers. Geschützte Warennamen (Warenzeichen) werden nicht besonders kenntlich gemacht.

ISBN 978-3-945150-06-1
© KVC Verlag – NATUR UND MEDIZIN e. V., Essen
  2., bearbeitete Auflage 2014
© Cartoons S. 29 und 72: Peter E. Reiche, Berlin

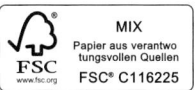

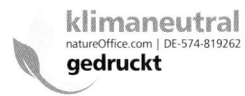

Umschlaggestaltung: eye-d Designbüro, Essen
Druck: Union Betriebs-GmbH, Rheinbach

Inhalt

III. Der Ausstieg

IV. Bausteine zur Entwöhnung

V. Die Raucherentwöhnung

Einleitung

> *„Mit dem Rauchen aufzuhören,*
> *ist das Einfachste von der Welt.*
> *Ich sollte das wissen – ich habe es*
> *schon Tausende von Malen gemacht!"*
> (Mark Twain)

Wie dem amerikanischen Schriftsteller Mark Twain geht es vielen Rauchern: 95 % von denen, die den Absprung von einem Tag auf den anderen und ohne weitere Hilfsmittel versuchen, werden rückfällig.

Die bekanntesten konventionellen Hilfsmittel zur Raucherentwöhnung sind Nikotinpflaster und -kaugummi. Tatsächlich steigert ihr Einsatz die Erfolgsquote auf das Doppelte, d. h. auf eine langfristige Abstinenzrate von 15–20 %.

Diese bescheidenen Zahlen sind Grund genug, nach weiteren Möglichkeiten zu suchen, um die Raucherentwöhnung zu unterstützen. Dabei sollte man auch an Therapieformen aus dem naturheilkundlichen und komplementärmedizinischen Spektrum denken, die oft weniger bekannt sind. Die Fragen, um die es dabei gehen soll, sind u. a.: Welche Methoden sind geprüft? Wie setzt man sie ein? Welche Maßnahmen sind als Entzugs-Therapien im engeren Sinne zu verstehen? Welche reduzieren Nebenwirkungen des Entzuges? Welche verbessern das Stressmanagement und beugen so einem Rückfall vor?

Der vorliegende Band möchte, nachdem zunächst einige Hintergrundinformationen über das Rauchen und den Entzug geliefert werden, die wichtigsten unterstützenden Maßnahmen besprechen. Das hier vorgestellte Konzept, das aus verschiedenen Bausteinen besteht, kombiniert Ergebnisse einer Studie zur Förderung des rauchfreien Krankenhauses an der Klinik für Naturheilkunde und Integrative Medizin der Kliniken Essen-Mitte, einer Recherche von Carstens-Stiftung : Natur und Medizin und therapeutischen Erfahrungen der Autoren.

Tabakabhängigkeit ist ein komplexes Phänomen und der Einsatz verschiedener Strategien daher sinnvoll. Und je intensiver die Raucherentwöhnung vorbereitet, begleitet, unterstützt und nachbereitet wird, desto größer sind die Aussichten auf langfristigen Erfolg.

Komplementärmedizinische Therapieformen sind Bausteine zur Unterstützung der Raucherentwöhnung. Man sollte sie in den unterschiedlichen Phasen des Entzuges gezielt einsetzen und weder über- noch unterschätzen. Einen herausragenden Stellenwert hat hier die Achtsamkeitsmeditation. Eine Studie, die in der Klinik für Naturheilkunde und Integrative Medizin in Essen durchgeführt wurde, prüfte die Stressbewältigung durch Achtsamkeitstraining bei der Raucherentwöhnung (in Kombination mit Nikotinersatz) und konnte nach 15 Monaten Entzug eine Abstinenzrate von 30 % beobachten. Auch auf sie wird im Text eingegangen. Den Abschluss des Buches bildet ein Praxisteil. Er bietet konkrete Vorschläge für

– die Vorbereitung auf die Entwöhnung,
– ein Entzugs-Wochenende,
– die erste Woche,
– die Zeit danach,
– die naturheilkundliche Behandlung der häufigsten Entzugserscheinungen.

In besonderem Maße werden hier Maßnahmen für die Selbsthilfe berücksichtigt.

Der Titel entstand nach zahlreichen Gesprächen mit behandelnden Therapeuten. Besonderer Dank gilt Daniela Hacke, Leiterin der Bibliothek der Carstens-Stiftung : Natur und Medizin, für die Recherche, Prof. Dr. Gustav Dobos für die Bereitstellung seiner Vorlesungsfolien „Raucherentwöhnung" an der Universität Essen und Dr. Michael Elies für die Beratung im Kapitel „Homöopathie".

I. Grundlagen

„Vieles kann ich ertragen. Die meisten beschwerlichen Dinge duld ich mit ruhigem Mut, wie es ein Gott mir gebeut. Wenige sind mir jedoch wie Gift und Schlange zuwider, viere: Rauch des Tabaks, Wanzen und Knoblauch und Tod."
(J. W. von Goethe, Venezianische Epigramme)

Die Tabakpflanze

Zigarettentabak stammt aus verschiedenen Tabaksorten. Die wichtigste Sorte ist der virginische Tabak (*Nicotiana tabacum* L.). Der virginische Tabak kommt ursprünglich in Mittelamerika vor, wird aber mittlerweile an vielen Orten der ganzen Welt kultiviert. Die giftigen Inhaltsstoffe, z. B. das Nikotin, werden in der Wurzel gebildet und verteilen sich in der gesamten Pflanze. Die Pflanze ist also in allen Teilen giftig.

Neben dem virginischen Tabak gibt es andere Tabakarten bzw. als „Tabak" bezeichnete Pflanzen: der besonders nikotinreiche Bauern-Tabak (*Nicotiana rusticana* L.), der aus Mexiko stammende Picietel oder *Tobacco tree* (*Nicotiana glauca Graham*) und der Indianer-Tabak (*Lobelia inflata L.*). In unserem Zusammenhang von Interesse sind diese Tabaksorten, da sie neben dem virginischen Tabak als Ausgangssubstanzen für homöopathische Arzneimittel dienen, die unterstützend beim Nikotinentzug eingesetzt werden.

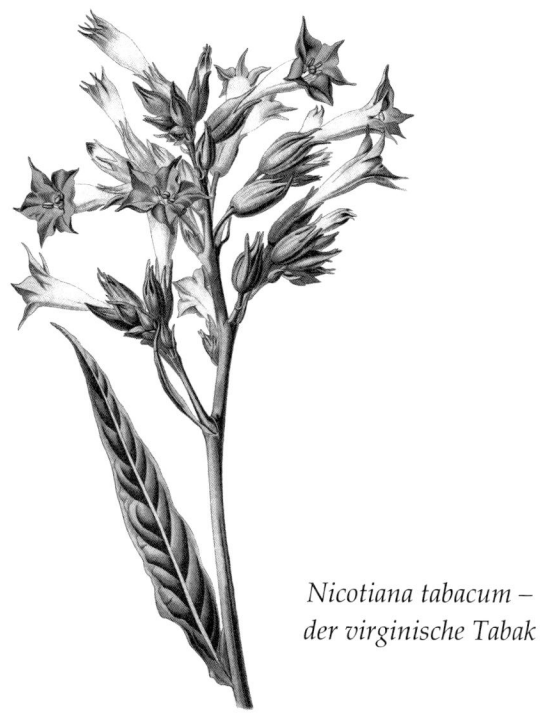

Nicotiana tabacum –
der virginische Tabak

Inhaltsstoffe des Tabaks

Alkaloide

Der virginische Tabak wie auch der mexikanische Picietel gehören botanisch zu den Nachtschattengewächsen. Dabei handelt es sich um eine Pflanzenfamilie, die sich durch den Gehalt einer bestimmten Stoffgruppe, den Alkaloiden, auszeichnet. Alkaloide sind die Naturstoffgruppe mit der höchsten Giftigkeit für Warmblüter. Die wichtigsten Aufputschmittel, Betäubungsmittel oder Rauschmittel sind Alkaloide. Dazu zählen neben den Hauptwirkstoffen des Tabaks (Nicotin, Nornicotin) Heroin oder Kokain, aber auch das Koffein aus der Kaffeebohne. Isolierte oder synthetisch gewonnene Alkaloide sind mittlerweile bedeutsame und hochpotente Arzneimittel: Gegen Bluthochdruck wird das Ajmalin aus der Schlangenwurzel eingesetzt, gegen Krebs das Taxin aus der Eibe.

 Gemeinsam ist allen Alkaloiden, dass sie eine Wirkung auf das Nervensystem haben und in Überdosierung tödlich sein können.

Alkaloide können Schleimhäute passieren und sogar die Blut-Hirn-Schranke, eine Schutzschicht, die die Blutgefäße im Gehirn auskleidet und nur ausgewählte Stoffe durchlässt, passieren. Nikotin wird durch die Mundschleimhaut, die Speiseröhre, die Bronchialschleimhaut und die Verdauungsschleimhaut aufgenommen. Das Rauchen bei Verletzungen im Mund kann zu Vergiftungen führen.

Nikotin

Nikotin ist eines der stärksten Pflanzengifte. Beim Inhalieren des brennenden Tabaks der Zigarette gelangt das Nikotin, gebunden an Teer, in die Lunge und von dort durch die Lungenbläschen in das Blut. Das Blut fließt von den Lungenarterien in den gesamten Organismus.

In nur sieben Sekunden gelangt das Nikotin nach der Inhalation in das Gehirn. Hier beeinflusst es die Aktivität der Nervenzellen:

- In geringeren Dosen wirkt das Nikotin anregend, in höheren Dosen beruhigend und muskelentspannend.
- Nikotin vermindert Hunger- und Angstgefühle ebenso wie Aggressionen.

- Bei sehr hohen Dosierungen kommt es im Vergiftungsbild zu einer kurzen Erregung, danach zu einer Lähmung im Zwischenhirn, die eine tödliche Atemlähmung nach sich zieht.
- Die deutlichen Wirkungen auf das Gehirn lassen sich auch an den durch Tabakkonsum verursachten Beschwerden wie Übelkeit, Erbrechen, Kopfschmerzen, Erregung, Zittern, Schwindel usw. feststellen.

Neben dem zentralen Nervensystem, dem Gehirn, greift das Nikotin auch am so genannten peripheren Nervensystem an, also an den Nervenbahnen, die – von Gehirn und Rückenmark kommend – aus den Wirbeln austreten und sich im Körper verzweigen. Hier kann das Nikotin ebenfalls anregende oder (in höheren Dosen) blockierende Wirkung auf die Nervenzellen ausüben, indem es das elektrische Gefälle zwischen zwei Nervenzellen beeinflusst.

Durch die Anregung der Gefäßnerven führt das Nikotin in allen Gefäßen zu einer Verengung. Durch diese Gefäßverengung wird der von dem Blutgefäß zu versorgende Abschnitt schlechter mit Sauerstoff und im Blut kursierenden Nähr-stoffen versorgt.

Nikotin steigert die Adrenalin- und Noradrena-linausschüttung. Dabei handelt es sich um zwei Hormone, die in Stress-Situationen alle Körper-funktionen anregen, die für eine Flucht- oder Angriffssituation erforderlich sind. Damit kommt das inhalierte Nikotin einem Stressreiz gleich.

Neben den Wirkungen auf das Nervensystem führt Nikotin zu einer örtlichen Reizung. Dies verursacht, verstärkt durch andere Schadstoffe, Schleimhautentzündungen.

Sucht

Nikotin ist stark suchterzeugend. Der Körper gewöhnt sich an die Nikotin-Zufuhr und reagiert bei Entzug weitaus sensibler als der Körper des Nichtrauchers. Gleichzeitig verkümmern andere Strategien im Umgang mit Stress, was den Um-gang mit Belastungssituationen *ohne* Zigarette weiter erschwert.

Im Organismus konnten im Nervensystem so genannte Rezeptoren für Nikotin identifiziert werden. Bei hohem Zigarettenkonsum kommt es zur Neubildung dieser Rezeptoren. Bleibt das

Nikotin aus, stellen sich für einen gewissen Zeitraum Symptome ein (z. B. Unruhe, Kopfschmerzen, Schwindel etc.), die durch die „hungrigen" Rezeptoren verursacht werden.

 Für die Raucherentwöhnung ist es unerlässlich, Strategien im Umgang mit all den Situationen zu entwickeln, in welchen die Wirkung des Nikotins genutzt wurde.

Tierversuche konnten zeigen, dass Nikotin besonders suchterzeugend wirkt, wenn es schubweise verabreicht wird. Das Gleiche gilt für die Inhalation, bei der das Nikotin in hoher Geschwindigkeit das Gehirn erreicht. Beide Bedingungen treffen für das Rauchen zu. Bei einer Aufnahme durch die Haut (Nikotinpflaster) wird das Nikotin dagegen sehr langsam und kontinuierlich aufgenommen. Es besteht also eine weitaus geringere Suchtgefahr.

Ob ein Raucher süchtig ist oder nicht, lässt sich mit dem **Fagerström-Fragebogen** auf der nächsten Seite ermitteln.

		Punkte
Wann nach dem Aufwachen rauchen Sie Ihre erste Zigarette?	innerhalb von 5 Min	**3**
	6–30 Min	**2**
	31–60 Min	**1**
	nach 60 Min	**0**
Finden Sie es schwierig, nicht zu rauchen, wenn es verboten ist?	ja	**1**
	nein	**0**
Auf welche Zigarette würden Sie nicht verzichten wollen?	die erste	**1**
	andere	**0**
Wie viele Zigaretten rauchen Sie im Allgemeinen am Tag?	bis 10	**0**
	11–20	**1**
	21–30	**2**
	31 und mehr	**3**
Rauchen Sie am frühen Morgen mehr als am Rest des Tages?	ja	**1**
	nein	**0**
Kommt es vor, dass Sie rauchen, wenn Sie krank sind?	ia	**1**
	nein	**0**
Gesamtpunktzahl		

Auswertung:	
0–2 Punkte	keine oder nur sehr geringe Nikotinabhängigkeit
3–4 Punkte	geringe Nikotinabhängigkeit
5–10 Punkte	mittlere bis hohe Nikotinabhängigkeit

Zusatzstoffe

Für die gesundheitsschädigenden Wirkungen des Rauchens ist nicht nur der Tabak verantwortlich. Tabak wird mit zahlreichen Zusatzstoffen angereichert oder weiterverarbeitet, z. B. mit Geschmacksstoffen wie Zucker, Kakao, Lakritze oder Menthol. Spezielle Salze sorgen dafür, dass die Zigarette immer weiter glimmt. Durch Glyzerin, ein Fett, bleibt der Tabak länger frisch, durch Magnesiumoxid wird die Farbe des Rauches heller. Alle diese Zusatzstoffe werden verbrannt – und eingeatmet, ebenso wie das verbrannte Papier, die Klebstoffe im Papier und auch die im Klebstreifen von Blättchen enthaltenen Geschmacksstoffe.

Leichte Zigaretten/ „Lights"

Wer meint, mit dem Rauchen leichter Zigaretten der Gesundheit zu dienen, täuscht sich. In der Richtlinie 2001/37/EG des Europäischen Parlaments und des Rates vom 5. Juni 2001 wurde verboten, in der EU Zigaretten mit der Bezeichnung „light" oder „mild" zu verkaufen, da sie den Eindruck erwecken, weniger schädlich zu sein. Mittlerweile werden andere Begriffe – z. B. „gold" – für „leichtere" Zigaretten verwendet.

Die Bezeichnung „leichte Zigaretten" – von der Deutschen Krebshilfe als „kluger Schachzug der Zigarettenindustrie" bezeichnet – führt in der Tat zu einer Irreführung der Verbraucher. Der geringere Nikotingehalt der „leichten" Zigarette wird durch winzige Löcher im Filter erreicht, die dazu führen, dass durch den Sog Luft mit inhaliert wird. Verdeckt ein Raucher aber mit Fingern oder Lippen einen Teil der Löcher im Filter, sind die Nikotinwerte wieder höher. Bereits 1969 wurde eine so genannte „Lippenstudie" durchgeführt, die zeigte, dass Raucher mit Fingern oder Lippen die Löcher verdecken (können). Dadurch kann 5 bis 20 mal mehr Nikotin aufgenommen werden, als auf der Packung steht. Zu berücksichtigen ist auch, dass fast alle „leichten" Zigaretten zwar gewichtsmäßig weniger, aber dennoch deutlich stärkeren Tabak enthalten als die „normalen" Zigaretten. Zu guter Letzt verführen leichte Zigaretten dazu, insgesamt mehr zu rauchen.

E-Zigaretten

Seit ein paar Jahren sind elektronische Zigaretten (E-Zigarette) auf dem Markt. Sie bestehen in der Regel aus einem Mundstück, einem Akku, einem elektrischen Vernebler und einer Wechsel-Kartusche, in der sich eine Flüssigkeit befindet. Durch das Ziehen am Mundstück wird diese Flüssigkeit, auch Liquid genannt, vernebelt und inhaliert. Die Liquids der E-Zigaretten enthalten Propylenglykol, Wasser, Glyzerin, Ethanol, Nikotin und Aromastoffe. E-Zigaretten enthalten keinen Tabak. Langfristige gesundheitliche Schäden durch den Konsum von E-Zigaretten sind noch unbekannt. Man weiß aber, dass bereits nach wenigen Zügen schädliche Effekte auf die Atmungsorgane entstehen, z. B.

– ausgeprägte Atemwegseinengungen,
– Absinken des Stickoxids in der ausgeatmeten Luft (Hinweis auf Entzündungsvorgänge in den Bronchien),
– Reizungen in Rachen und Mundraum,
– trockener Husten.

Zurzeit gibt es für elektronische Zigaretten keine einheitliche gesetzliche Regelung. Gerade deshalb und weil es keine Langzeituntersuchungen gibt, ist von ihrem Gebrauch abzuraten (siehe auch www.rauchfrei-info.de).

Das persönliche Rauchverhalten

„Und das hab ich früher gar nicht so gewusst,
dass ich mich damit belohnt habe."
(Teilnehmer eines Entwöhnungskurses)

Zur Selbstkontrolle ist es sinnvoll, das eigene Rauchverhalten zu dokumentieren. Dies kann in Form einer Strichliste oder eines genauen Protokolls erfolgen. Bitte füllen Sie die folgenden Tabellen aus:

Wie viele Zigaretten rauche ich?

Montag:	
Dienstag:	
Mittwoch:	
Donnerstag:	
Freitag:	
Samstag:	
Sonntag:	

Rauchen im Tagesablauf

Uhrzeit	Situation
z. B.: 7:30 Uhr	Aufstehen
10:00 Uhr	Besprechung

Auch folgende Fragen helfen, das eigene Rauchverhalten zu analysieren, um sich auf einen Entzug besser vorzubereiten (Fragebogen und Rauchertypen aus einem Vorlesungsskript der Abtei-
lung Naturheilkunde und Integrative Medizin,
Essen):

Wie lange rauchen Sie schon? Seit _____ Jahren.

Wie viele Zigaretten rauchen Sie pro Tag? _____

Welche Marke rauchen Sie? _____
Nikotin-/Teergehalt _____

Wie alt waren Sie, als Sie die erste Zigarette
geraucht haben? _____ Jahre

Rauchen Sie   ☐ kontinuierlich oder
                 ☐ situationsabhängig?

Haben Sie schon einmal versucht aufzuhören?
                    ☐ ja
                    ☐ nein

Wie lange war der längste Zeitraum, in dem Sie nicht
geraucht haben?
_____ Tage / Wochen / Monate / Jahre
               (Zutreffendes unterstreichen)

Wie häufig haben Sie schon versucht aufzuhören?
            _____ mal

Haben Sie dabei Hilfsmittel verwendet?
                    ☐ nein
                    ☐ ja, welche? _____

_____

Welcher Raucher-Typ sind Sie?

Schließlich kann man Raucher in verschiedene Raucher-Typen unterscheiden. Auch dies erleichtert es, bereits im Vorfeld für die entsprechenden Situationen Alternativ-Strategien zu entwickeln. Ich rauche

- aus Zeitdruck, unter Arbeitsbelastung
  → *Stress-Raucher*
- auf Parties, in Gesellschaft
  → *Geselligkeits-Raucher*
- aus Verlegenheit und Unsicherheit
  → *Ablenkungs-Raucher*
- zur Belohnung → *Genuss-Raucher*
- unbewusst, ohne besonderen Anlass
  → *Automatik-Raucher*
- aus Wut, Ärger, Langeweile
  → *Anspannungs-Raucher*
- zur besseren Konzentration
  → *Anregungs-Raucher*
- statt einer Mahlzeit, um nicht dick zu werden
  → *Schlanke-Linie-Raucher*

II. Gründe für den Ausstieg

„Rauchen ist absolut uncool."
„Rauchen bringt nichts außer der
Verschlechterung der Gesundheit"
(Jugendliche Teilnehmer einer
Veranstaltung der Autorin)

„Rauchen macht krank"

Rauchen ist nach Aussagen der Deutschen Krebsgesellschaft die häufigste vermeidbare Todesursache.

Besonders gravierend sind die schädigenden Wirkungen auf Jugendliche. Während bei einem Erwachsenen ursprünglich gesunde Körperzellen geschädigt werden, werden bei jugendlichen Rauchern bereits geschädigte Körperzellen gebildet. So gibt es mittlerweile Nachweise, dass es bei jugendlichen Rauchern zu genetischen Veränderungen des Lungenfunktionsgewebes kommt. Damit liegt ein deutlich erhöhtes Krebsrisiko vor, auch wenn der jugendliche Raucher später aufhört.

Als direkte Folge des Rauchens können vor allem folgende Krankheiten entstehen.

Herz-Kreislauf-Erkrankungen

Durch das Nikotin werden die Blutgefäße verengt, die Sauerstoffversorgung wird beeinträchtigt. Kohlenmonoxid, Blausäure, Stickstoffmonoxid, Cadmium und Teerprodukte beeinträchtigen den Zustand der Gefäße und die Blutversorgung weiter. Dadurch kommt es zu:

– kalten Händen und Füßen,
– schlechter Versorgung mit Sauerstoff und Nährstoffen,
– schlechtem Abtransport von Abfallstoffen,
– Verschlusskrankheit der peripheren Arterien (paVK) mit Versorgungsstörungen und Schmerzen,
– Verhärtung der Arterienwände (Arteriosklerose).

Das Herzinfarktrisiko ist bei Rauchern im mittleren Alter fünfmal so hoch wie bei Nichtrauchern.

Atemwegserkrankungen

Drei Viertel aller Atemwegserkrankungen werden durch das Rauchen verursacht. Die im Rauch enthaltenen Reizstoffe führen zur Raucherbronchitis mit Verlust des Flimmerepithels, d. h. der obersten Schicht, welche die Bronchialschleimhaut auskleidet. Diese Schleimhaut ist durch die Flimmerhärchen (auch Zilien genannt) gekennzeichnet. Die Zilien transportieren Schmutzpartikel und Bakterien nach außen. Das Abhusten von Schleim ist also eine „Selbstreinigungsmaßnahme" des Körpers.

An schweren Folgeerkrankungen des Rauchens wie chronischer Bronchitis und Lungenemphysem (COPD) leiden allein in Deutschland 6–7 Millionen Menschen.

Schlechte Sauerstoffversorgung

Im Zigarettenrauch ist Kohlenmonoxid enthalten. Kohlenmonoxid heftet sich beim Durchtritt aus der Lunge in das Blut an die roten Blutkörperchen. Diese haben die Aufgabe, den Organismus mit dem unbedingt lebensnotwendigen Sauerstoff zu versorgen. Da das Kohlenmonoxid eine dreihundertfach stärkere Anziehungskraft hat als der Sauerstoff, wird der Sauerstoff durch das Kohlenmonoxid verdrängt. Die Folge: Die Sauerstoffversorgung des Gewebes ist vermindert. Dies zeigt sich in:

- Müdigkeit,
- Erschöpfung,
- mangelnder Funktionsfähigkeit der einzelnen Organe und Körperteile,
- schlechter Haut,
- mangelnder Regeneration,
- mangelnder Versorgung insbesondere von Zellen, die viel Sauerstoff brauchen: z. B. Herz und Gehirn,
- schlechter Wundheilung.

Krebs

Laut Deutschem Krebsforschungszentrum enthält der Zigarettenrauch mehr als 4 800 Substanzen, von denen 250 giftig oder krebserregend sind. Der Zigarettenrauch wirkt auf zweierlei Wegen schädigend: Zum einen beeinträchtigt er die Zellen, die unmittelbar mit dem Rauch in Kontakt kommen – in Mundraum, Kehlkopf, Luftröhre, durch das Schlucken des Rauches auch in Speiseröhre und Magen. Zum anderen werden krebserzeugende Stoffe über das Blut in den gesamten Organismus verteilt.

So haben beispielsweise Raucherinnen ein höheres Risiko, an Gebärmutterhalskrebs zu erkranken. Die krebsauslösenden Stoffe werden über die Niere ausgeschieden – dies erklärt den hohen Prozentsatz von Rauchern, bei denen die Harnwege von Krebserkrankungen betroffen sind.

 Nach Angaben der Deutschen Krebshilfe ist das Rauchen maßgebliche Ursache für
- 60–90 % aller Lungen- und Bronchialkrebserkrankungen,
- 30–70 % aller Blasenkrebserkrankungen,
- 30 % aller Nierenkrebs- und Bauchspeicheldrüsenkrebserkrankungen.

Weitere gesundheitliche Probleme

Gefäßverengung und mangelnde Sauerstoffversorgung führen dazu, dass zahlreiche Organsysteme beeinträchtigt werden:
- Durch das Nikotin wird die Hauterneuerung beeinträchtigt. Das für das jugendliche Aussehen verantwortliche Kollagen wird stärker abgebaut als bei Nichtrauchern. Ebenso wird der Wiederaufbau des Kollagens durch das Rauchen deutlich vermindert. Die Haut **altert** früher.
- Erhöhtes Risiko von **Augenerkrankungen** wie Makuladegeneration

- Erhöhtes Risiko von **Rückenschmerzen** (schlechtere Versorgung der Bandscheiben mit Nährstoffen), häufigeres Misslingen von **Wirbelsäulenoperationen**, z. B. Bandscheibenoperationen
- Erhöhtes Risiko von **Alzheimer-Krankheit** durch schlechtere Sauerstoffversorgung des Gehirns
- Männliche Raucher können **Erektionsstörungen** und damit eine Impotenz entwickeln. Ein Zusammenhang besteht in der durch den Einfluss auf die Blutgefäße mangelhaften Versorgung des Schwellkörpers mit Blut.

Durch unmittelbaren Kontakt, Einfluss auf Knochen- und Hormonstoffwechsel kann es zu folgenden Beschwerden kommen:
- Knochenschwund (**Osteoporose**)
- Erhöhtes Risiko für rheumatoide **Arthritis**
- Früherer Beginn der **Wechseljahre**

Weitere Informationen:
Broschüre „Richtig aufatmen" der Deutschen Krebshilfe e. V., www.krebshilfe.de
Materialien der Nichtraucher-Initiative Deutschland e. V., www.nichtraucherschutz.de

„Rauchen macht hässlich"

Durch den Einfluss des Nikotins werden die Blutgefäße verengt. Dies hat gravierende Folgen in der Körper-Peripherie, wo sich die vom Herzen ausgehenden Blutgefäße immer feiner verzweigen und einzelne Zellen versorgen.

Besonders deutlich sieht man den verengenden Effekt an der Haut: Sie wird nicht mehr richtig mit Sauerstoff und Nährstoffen versorgt, ebenso werden Abfallstoffe nicht mehr optimal abtransportiert. Dadurch sieht die Haut fahl aus, die Hauterneuerung funktioniert nicht mehr gut, die Haut altert früher und bekommt Falten.

Giftstoffe aus dem Zigarettenrauch bleiben in den feinsten Blutgefäßen, den Kapillaren, haften. Die Belastung mit Kohlenmonoxid wird ebenfalls in der schlechten Sauerstoffversorgung der Haut deutlich. Die Leber- und Nierenbelastung durch das Rauchen zeigt sich an gelblicher Haut um die Augen, an Augenringen und geschwollenen Augen.

Deutlich sichtbar ist der Einfluss des Rauchens auch an den Zähnen. Es kommt zu gelblichen Ablagerungen auf den Zähnen, zu Zahnbett- und Zahnfleischentzündungen. Zahnfleischbluten und Erkrankungen des Zahnhalteapparates sind häufig, Zahnverlust kann folgen. Sind durch den Zahnverlust Implantationen erforderlich, wachsen diese bis zu 30mal schlechter ein als bei Nichtrauchern.

„Rauchen ist teuer"

Mittlerweile kostet eine Packung Zigaretten etwa 5 €. Bei einer Schachtel täglich kostet das Rauchen monatlich 150 €, jährlich 1.800 €.

„Ich will nicht abhängig sein"

Neben dem bereits beschriebenen Fagerström-Test liegt eine Zigaretten-Abhängigkeit vor, wenn Sie folgende Aussagen bestätigen (nach ICD 10 F17.2, der internationalen Klassifizierung von Krankheiten der WHO, International Statistical Classification of Diseases and Related Health Problems):

– Ich kann es nicht lassen, zu rauchen, selbst wenn ich es mir vornehme.
– Wenn ich nicht rauche, habe ich körperliche Entzugssymptome.

- Ich rauche immer mehr oder stärkere Zigaretten als früher.
- Ich vernachlässige andere Interessen.
- Obwohl mir das Rauchen nicht gut tut und ich erste Folgen bemerke, rauche ich weiter.

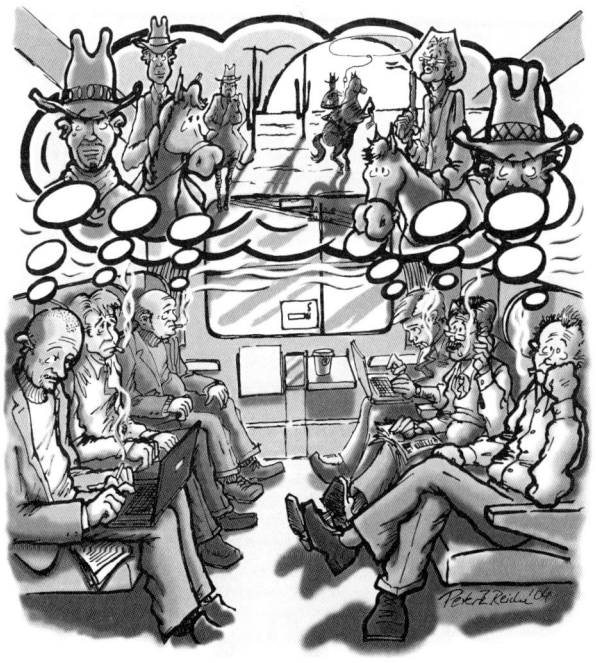

Die durch den Tabak und zahlreiche Zusatzstoffe erzeugte Abhängigkeit von Zigaretten – auch von einem Kiosk in der Nähe oder von einem Zigarettenautomaten, von Kleingeld, Feuerzeug etc. – steht in krassem Gegensatz zu den Werbeinhalten von Freiheit und Unabhängigkeit, mit denen die großen Zigarettenmarken werben. Gerade jugendlichen Einsteigern ist nicht klar, dass sie auf der Suche nach Unabhängigkeit, Erwachsensein, Rebellion, Opposition und Ausbruch lediglich eine gigantische Industrie bedienen, die sie mit ihren Träumen ködert und in die Abhängigkeit treibt.

„Rauchen schädigt andere"

Die zu Beginn dieses Kapitels genannten Gesundheitsschäden betreffen auch alle, die sich in der Umgebung des Rauchers befinden und passiv rauchen. Nach zwei Stunden in einem verqualmten Raum werden so viele Schadstoffe eingeatmet wie beim Konsum einer selbst gerauchten Zigarette. Kinder aus Raucher-Haushalten leiden häufiger an Erkältungen, Mittelohrentzündungen, Bronchitis, Heuschnupfen und Asthma.

Nichtraucher, die sich viel in verrauchten Räumen aufhalten, haben ein deutlich erhöhtes

Krebsrisiko. Dies liegt daran, dass der von der Zigarette aufsteigende weiß-blaue „Nebenstromrauch" aufgrund niedrigerer Verbrennungstemperatur deutlich mehr krebserzeugende Stoffe enthält als die von den Rauchern inhalierte Luft.

Rauchen Schwangere, so haben die Kinder ein um etwa 200 Gramm geringeres Geburtsgewicht. Das Risiko für den plötzlichen Säuglingstod ist 50mal höher, und das Risiko für eine bereits bei Geburt bestehende Nikotinabhängigkeit des Kindes ist erhöht.

Die Kinder von rauchenden Schwangeren haben ein geringeres Fassungsvermögen der Lunge, sind schneller aggressiv und leiden häufig unter Konzentrationsschwächen, Sprachstörungen und Hyperaktivität. Je höher die konsumierte Zigarettenzahl in der Schwangerschaft, desto niedriger ist zudem der Intelligenzquotient des Kindes. Auch wenn in der Umgebung der werdenden Mutter stark geraucht wird, können Schäden beim Säugling auftreten.

Es lohnt sich – zu jedem Zeitpunkt

„Sogar schwere Zellveränderungen der Bronchien, selbst oberflächliche Krebszellen, die noch nicht in tiefere Gewebeschichten eingedrungen sind, können sich zurückbilden, wenn der krebserregende Reiz ausbleibt. Wird das Rauchen beendet, so nimmt auch das über die Jahre vielfach erhöhte Krebsrisiko langsam wieder ab, das erhöhte Risiko für Herz-Kreislauf-Erkrankungen sinkt hingegen schneller. Nach etwa fünf Jahren ist das erhöhte Krebsrisiko bereits halbiert, nach fünfzehn Jahren hat der Körper weitgehend ‚vergessen.'" (Deutsche Krebshilfe)

Aus gesundheitlichen Gründen lohnt es sich, auf jede Zigarette zu verzichten und – auch nach langem und intensivem Zigarettenkonsum – aufzuhören. Wie die Übersicht auf den folgenden Seiten zeigt, erholt sich der Körper unmittelbar nach der letzten gerauchten Zigarette.

Unmittelbar nach dem Rauchstopp:
- →Im Gehirn werden keine neuen Nikotinrezeptoren gebildet.
- →Puls und Blutdruck normalisieren sich.
- →Hände und Füße werden wieder warm.

Innerhalb von 8 Stunden:
- →Die Sauerstoffversorgung normalisiert sich.

Innerhalb von 2 Tagen:
- →Geschmacks- und Geruchsempfinden verbessern sich.
- →Kohlenmonoxid verschwindet aus der Ausatemluft.
- →Das Herzinfarktrisiko verringert sich.

Innerhalb von 2 Wochen:
- →Kreislauf und Lungenfunktion verbessern sich.

Innerhalb von 4 Wochen:
- →Zahnfleisch und Zahnhalteapparat erholen sich.
- →Hustenanfälle und Kurzatmigkeit gehen zurück.
- →Atmung, Sauerstoffaufnahme und Abwehrsystem werden besser.
- →Flimmerhärchen auf der Schleimhaut der unteren Atemwege reinigen sich.

Innerhalb von Monaten:
- →Das Hautbild wird besser.
- →Die Haut wird frischer (besser durchblutet).

Nach 6 Monaten:
- →Der Schleim ist abgehustet.

Innerhalb 1 Jahres:

→Der Zustand der Blutgefäße verbessert sich.

→Das Risiko für Herz-Kreislauf-Erkrankungen (Insuffizienz der Herzkranzgefäße) sinkt auf die Hälfte.

Nach 5 Jahren:

→Das erhöhte Krebsrisiko für Mund-, Lungen-, Luft- und Speiseröhrenkrebs hat sich halbiert.

Nach 10 Jahren:

→Gleiches Lungenkrebsrisiko wie beim Nichtraucher!

Nach 15 Jahren:

→Der Körper hat die Folgen des Rauchens weitgehend „vergessen".

III. Der Ausstieg

Weniger Rauchen oder Schlusspunkt-Methode?

Jede gerauchte Zigarette birgt ein gesundheitsschädigendes Potential. Deshalb ist **jede Zigarette weniger** ein kleiner Schritt in Richtung Gesundheit. Wie schwer es ist, den Zigarettenkonsum auf zwei bis drei Zigaretten pro Tag oder weniger zu beschränken, weiß jeder Raucher. Vielleicht wollen Sie es dennoch versuchen?

Brechen Sie mit Gewohnheiten, beispielsweise mit dem gewohnheitsmäßigen Rauchen an bestimmten Orten oder zu bestimmten Zeiten. Von jetzt an

- keine Zigaretten mehr am Schreibtisch,
- keine Zigaretten drinnen,
- keine Zigaretten im Auto,
- keine Zigaretten beim Telefonieren.

Beginnen Sie möglichst spät im Laufe des Tages zu rauchen. Die Folgen des frühen Rauchens sind für den Organismus weitaus gravierender, als wenn er sein „Tagwerk" bereits absolviert hat (siehe auch www.rauchfrei-am-arbeitsplatz.de).

Unter der **Schlusspunkt-Methode** versteht man das Aufhören „von heute auf morgen", zu einem bestimmten Zeitpunkt, z. B. an Silvester. Wichtigste Voraussetzung ist der starke Wille, es zu schaffen. Die Schlusspunkt-Methode ist die häufigste Methode der Raucherentwöhnung, hat aber – wenn es keinen gravierenden Grund gibt (z. B. eine Erkrankung) und keine weiteren Hilfsmittel eingesetzt werden – eine Rückfallquote von 95 %.

 Dieser Ratgeber schlägt Maßnahmen vor, die in erster Linie für einen Rauch-Stopp gedacht sind. Sie können auch helfen, den Zigarettenkonsum einzuschränken.

Stadien der Raucherentwöhnung

Man kann nach Prochaska und Di Clemente Raucher nach fünf Phasen unterscheiden:
1. Stabile Raucher
2. Raucher mit Entwöhnungsabsicht in der Vorbereitungsphase
3. Ex-Raucher in der Aktionsphase
4. Kurzzeit-Nichtraucher/ Rückfällige
5. Langzeit-Nichtraucher

Es ist wichtig, diese Phasen zu kennen. Sie helfen dem Raucher, den eigenen Standpunkt zu bestimmen. Daneben dient das Wissen um die verschiedenen Phasen des Raucherentzugs auch der Zuordnung von unterstützenden Maßnahmen in einzelnen Phasen.

Der Entzug

Im Nikotinentzug, d. h. in den ersten Tagen und Wochen der Abstinenz, kann es zu zahlreichen Beschwerden kommen. Die unmittelbaren Folgen des Nikotinentzuges sind:

– Starkes Bedürfnis nach Nikotin
– Nervosität, Unruhe
– Gereiztheit, Frustration, Ärger
– Ängstlichkeit
– Kopfschmerzen
– Konzentrationsstörungen
– Schwindel
– Zittern der Hände
– Schlafstörungen
– Herzfrequenzanstieg
– Gesteigerter Appetit

Verursacht werden diese Symptome durch die „hungrigen" Nikotinrezeptoren. Sie lösen Reaktionen des Nervensystems aus. Daneben können folgende Symptome auftreten:

– Hitzewallungen
– Lustlosigkeit
– Schwierigkeiten beim Atemholen, Kurzatmigkeit
– Erschwertes Abhusten

 Die Entzugserscheinungen sind desto geringer, je mehr man hinter dem Entschluss steht und den Abschied von der Zigarette als persönlichen Fortschritt bewertet.

Die Nikotinersatztherapie (NET)

Präparate, die Nikotin enthalten, dienen dazu, die Entzugserscheinungen zu reduzieren. Nikotinersatz gibt es als Pflaster, Kaugummi, Tabletten oder Spray. Am wirksamsten und für die Dauertherapie geeignet ist das Pflaster. Kaugummi, Tabletten und Spray eignen sich eher als zusätzliche Maßnahmen und können bei Bedarf eingenommen werden. Nikotin**ersatz** ist wörtlich zu nehmen. Während der Nikotinersatztherapie sollte das Rauchen komplett eingestellt werden!

Was sagt die Wissenschaft?
Eine Auswertung von 276 Studien mit insgesamt 101 804 Teilnehmern bestätigt die Wirkung von Nikotinersatztherapien. Beurteilt wurden die Effektivität (Abstinenz von mindestens sechs Monaten) und deren Sicherheit. Die NET erhöht die Abstinenzrate um das Anderthalb- bis Zweifache.

Bei der Anwendung von **Nikotinpflaster** wird die maximale Nikotinkonzentration im Körper erst nach Stunden erreicht. Dafür hält die Wirkung länger an. So kann mit mehreren Nikotinpflastern ein dauerhafter Nikotinspiegel erreicht werden, der die Entwöhnung erleichtert. Das Pflaster ist in drei Stärken erhältlich, die 10, 20 oder 30 Zigaretten pro Tag ersetzen.

Beim **Kaugummi** wird das Nikotin relativ rasch aufgenommen – ca. 30 Minuten nach dem Kauen. Die Nikotinaufnahme wird durch das Kauen beeinflusst – wenn man länger und stärker kaut, nimmt man mehr, wenn man schwächer und kürzer kaut, weniger Nikotin auf. Daher dürfen Nikotinkaugummis nicht zu lange und zu kräftig gekaut werden: Es kann sonst zu einer zu hohen Nikotinzufuhr kommen. Die maximale Tagesdosis darf nicht überschritten werden.

Nikotinlutschtabletten, **Sublingualtabletten** und **Nikotin-Nasal-Sprays** werden ähnlich wie der Kaugummi eingesetzt. Wie beim Kaugummi wird das Nikotin relativ schnell vom Körper aufgenommen, die Wirkung hält aber nicht so lange an wie beim Pflaster.

Kaugummi, Lutschtabletten und Spray dürfen als zusätzliche Maßnahmen zum Nikotinpflaster nicht übertrieben angewendet werden. Im Zweifelsfall bitte einen Arzt fragen.

In der Aktion „Rauchfreies Krankenhaus" der Klinik für Naturheilkunde und Integrative Medizin in Essen wurde der Einsatz eines Nikotinersatzpräparates für die ersten sechs Wochen des Entzuges empfohlen. In dieser Zeit können Verhalten und Gewohnheiten geändert werden. Der Nikotinersatz wird dann in den Wochen 7 bis 12 ausgeschlichen.

Jugendlichen ist von Nikotinersatzpräparaten abzuraten.

IV. Bausteine zur Entwöhnung

Das folgende Kapitel gibt einen alphabetisch sortierten Überblick über die wichtigsten Therapiemaßnahmen aus dem komplementärmedizinischen Spektrum, die im Zusammenhang mit der Raucherentwöhnung diskutiert werden. Die Verfahren werden kurz beschrieben, ihre Vor- und Nachteile stichwortartig aufgeführt.

Anliegen dieses Kapitels ist es dabei, den Stellenwert und die Besonderheiten der einzelnen Maßnahmen und Methoden zu verdeutlichen, damit sie – nach den individuellen Bedürfnissen und Neigungen – optimal kombiniert werden können.

Achtsamkeitsmeditation

Mit dem Begriff „Achtsamkeit" ist ein von Jon Kabat-Zinn in den USA entwickeltes und dort weit verbreitetes Verfahren gemeint, das auf eine buddhistische Meditationspraxis zurückgeht. In Gruppensitzungen werden Methoden vermittelt, die einen Bewusstseinszustand ermöglichen, der „durch eine nicht-wertende, liebe- und achtungsvolle und selbstwahrnehmende Anwesenheit im gegenwärtigen Moment gekennzeichnet ist." (Altner, Michalsen et al. 2004)

Die konzentrierte Aufmerksamkeit für innere und äußere Vorgänge wird geschult. Im Hinblick auf den Raucherentzug bedeutet dies: Der Raucher lernt, in Momenten, in denen er den Drang nach einer Zigarette verspürt, in sich hineinzuhorchen. Er spürt Emotionen, Gedanken und innere Bilder und lernt so etwas über die Motive, die seiner Sucht zugrunde liegen. Er lernt, dem Drang nach einer Zigarette nicht unmittelbar nachzugeben.

Der Tipp aus der Wissenschaft

Zur Förderung des „Rauchfreien Krankenhauses" wurde am Essener Knappschaftskrankenhaus in Zusammenarbeit mit der Klinik für Naturheilkunde und Integrative Medizin eine Studie durchgeführt, an der 116 der 140 rauchenden Mitarbeiter teilnahmen. Bei 63 Teilnehmern wurde eine individuell angepasste Nikotinersatztherapie durchgeführt (Gruppe A), 53 Teilnehmer nahmen zusätzlich an einem Achtsamkeitsprogramm teil (Gruppe B). Nach drei Monaten waren in Gruppe A 35 % der Teilnehmer abstinent, nach sechs Monaten 20 % und nach 15 Monaten 18 %.

Die Abstinenzzahlen der Gruppe B (mit Achtsamkeitstraining) lagen deutlich höher: nach drei Monaten 42 %, nach sechs Monaten 42 % und nach 15 Monaten 30 %. In dieser Gruppe sank auch die Anzahl der gerauchten Zigaretten unter den Nichtabstinenten deutlich.

Das strukturierte Achtsamkeitsprogramm zur Raucherentwöhnung bestand aus acht Gruppensitzungen von je zweieinhalb Stunden in wöchentlichem Abstand. In den einzelnen Sitzungen wurde die Achtsamkeit durch Yoga-Übungen, Meditation, Körperwahrnehmung, Ruhe- und Bewegungsübungen aus dem Qi-Gong geübt, die auch zuhause durchgeführt werden sollten.

Ziel der Übungen war es, die Achtsamkeit für alltägliche Beschäftigungen zu verstärken, d. h., auch Beschäftigungen wie Zähneputzen, Essen etc. sollten mit voller Aufmerksamkeit durchgeführt werden. Jedes Treffen stand zudem unter einem Thema, wie z. B. „Umgang mit angenehmen oder unangenehmen Erlebnissen", „Umgang mit Gefühlen", „Was ist Stress?" etc.

Das Erlernen der Meditation in einer Gruppe ist sinnvoll. Alternativ bietet sich auch Einzelarbeit mit Buch und CDs an. Empfehlenswert sind die Bücher von Jon Kabat-Zinn.

 Achtsamkeitsmeditation ist die erfolgreichste komplementärmedizinische Methode, um den Entzug zu unterstützen. Insbesondere im Bereich Stressmanagement ist sie empfehlenswert.

 Erfordert persönlichen Einsatz und Übung, auch zuhause.

Autosuggestion nach Carr

Autosuggestion ist eine selbst herbeigeführte Beeinflussung und Veränderung des Bewusstseins – meist durch Worte oder Gedanken.

Die bekannteste Form der Autosuggestion zur seelischen Wappnung gegenüber dem Bedürfnis zu rauchen ist wohl das Programm des Engländers Allen Carr, dargestellt in seinem Bestseller *Endlich Nichtraucher*. Das Schöne an diesem Buch ist die Botschaft: „Eigentlich ist alles ganz einfach!" Allen Carr, der selbst täglich 100 Zigaretten rauchte, will dem Raucher klar machen, dass er sich die zahlreichen „Vorteile" des Rauchens nur einbildet. Carr macht deutlich, dass die freie Entscheidung gegen die Zigarette („Wie konnten Sie dieses Zeug jemals rauchen?") dem Gefühl gleichkommt, von einer schweren Krankheit geheilt zu sein, nicht aber, eine Anstrengung vor sich zu haben.

Diese freie Entscheidung basiert auf der Erkenntnis, dass Rauchen *nicht* entspannt, *nicht* die Konzentration fördert, *nicht* anregt, kurz: *nicht* glücklich macht. Im Gegenteil: Alles, worauf es im Leben ankommt – Gesundheit, Energie, Wohlbefinden, innere Ruhe, Selbstvertrauen, Selbstachtung –, wird durch das Rauchen verhindert.

 Die Autosuggestion nach Carr ist eine mentale Umprogrammierung. Gut für die Vorbereitung zur Raucherentwöhnung.

 Moralisierend und schwarz-weiß. Dass Tabak auch ein Genussmittel sein kann, wird völlig verleugnet.

Mehr Informationen zu Allen Carr im Internet unter www.allencarr.de.

Akupunktur und Ohrakupunktur

Die **Akupunktur** ist eine Therapieform der Traditionellen Chinesischen Medizin (TCM). Bei der Akupunktur werden an bestimmten Punkten auf den sogenannten „Meridianen", d. h. energetischen Leitbahnen, welche die Hautoberfläche mit Muskeln und inneren Organen verbinden, Nadeln eingestochen. Durch das Nadeln werden energetische Blockaden behoben, der Energiefluss normalisiert wie auch eine Fernwirkung auf die mit diesem Meridian in Verbindung stehenden inneren Organe erzielt.

Nach der derzeitigen Studienlage kann die Akupunktur zur Raucherentwöhnung nur eingeschränkt empfohlen werden. Sie scheint aber gerade in den ersten Wochen den Einstieg in die Entwöhnung zu erleichtern. Dies bestätigt die Erfahrung von Akupunkteuren.

Eine Akupunkturbehandlung kann den Raucherentzug unterstützen und Nebenwirkungen abmildern, setzt jedoch die Bereitschaft des Patienten, mit dem Rauchen aufzuhören, voraus – und bewirkt keine Wunder.

Akupunktur ist gut als unterstützende Behandlung in der ersten Phase des Raucherentzuges. Die Sitzungen (je ca. 30 Minuten) sind Teil einer aktiven Gesundheitsfürsorge für den eigenen Körper – mit Unterstützung professioneller Therapeuten.

 Allein durch Akupunktursitzungen stellt sich kein langfristiger Erfolg ein.

Bei der **Ohrakupunktur** wird über die Stimulation bestimmter Punkte am Ohr mit Nadeln ein therapeutischer Effekt im Körper erzielt. Bei der **Ohrakupressur** werden diese Punkte durch leichten Druck stimuliert. Nach Vorstellung der chinesischen Medizin ist das Ohr ein Abbild des gesamten Körpers.

Nach Ansicht von Therapeuten, die Ohrakupunktur zur Raucherentwöhnung anbieten, mindert die Ohrakupunktur das Verlangen nach der Zigarette und mildert Entzugserscheinungen wie Nervosität, Gereiztheit, Schwitzen. Die Therapie umfasst in der Regel drei bis fünf Sitzungen und hilft vor allem in den ersten kritischen Wochen der Entwöhnung.

Fünf Punkte können unterstützend bei der Entzugsbehandlung genadelt werden (Bedeutung der Punkte in Klammern):

- 55 Shen-Men (beruhigend, angstlösend und ausgleichend)
- 51 Vegetativum (ausgleichend, entspannend)
- 95 Niere (ungeteilte Aufmerksamkeit)
- 97 Leber (Ausscheidung giftiger Substanzen)
- 101 Lunge oder unterer Lungenpunkt (Ausscheidung giftiger Substanzen)

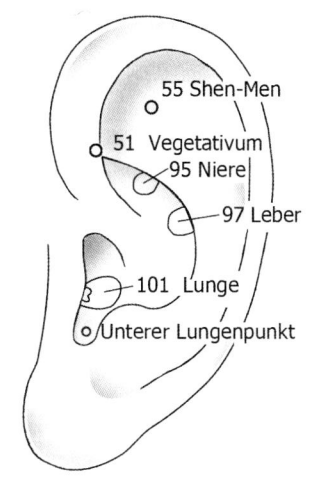

Ohrmuschel mit
Akupunkturpunkten
bei Suchterkrankungen
(nach Hecker 1996)

Möglich ist die einfache Nadelung oder das Anlegen von Dauernadeln. Für die Selbstbehandlung im Rahmen einer Raucherentwöhnung ist die Akupressur geeignet. Legen Sie dafür die Fingerkuppen auf den Punkt und drücken ihn. Der Druck kann durch kreisende Bewegungen erhöht werden. Stimulieren Sie die genannten Punkte nacheinander für jeweils einige Sekunden. Linkshänder drücken das linke Ohr, Rechtshänder das rechte Ohr. Die Akupressur kann mehrmals täglich durchgeführt werden. Bei empfindlichen Punkten den Druck etwas verringern.

 Die Ohrakupunktur oder -akupressur kann als gezielter Reiz ausgleichend auf den Körper und die Stimmung einwirken. Sie erleichtert den „Absprung". Ohrakupressur kostet nichts und kann allein durchgeführt werden.

 Keine dauerhaft anhaltende Wirkung, wenn keine weiteren Maßnahmen ergriffen werden.

Atemübungen

Die Lungen sind die Organe, die durch das Rauchen am meisten in Mitleidenschaft geraten sind. Haben Sie nicht ein wenig Aufmerksamkeit und Fürsorge verdient? Optimal wäre der Besuch eines Atemkurses, z. B. bei der Volkshochschule.

Denkbar sind jedoch auch nur zwei Atemübungen, die sich überall leicht durchführen lassen. Aus dem Gesangstraining stammt eine Übung, die zu einem durch den Atem gestärkten Kreuz führt. Der mit Atem gefüllte, breite Rücken, bietet einem im wahrsten Sinne des Wortes die Rückendeckung, die zuvor vermeintlich durch die Zigarette erreicht wurde. Die Übung eignet sich auch, bevor man vor Gruppen auftreten oder sprechen muss. Die Nasenatmung stammt aus dem Yoga.

Atmung in den Rücken

Setzen oder stellen Sie sich aufrecht, mit dem Gefühl, am Scheitelpunkt Ihres Kopfes an einem unsichtbaren Faden noch oben gezogen zu werden. Atmen Sie bewusst tief in den Rücken. Legen Sie die Hände auf den hinteren unteren Brustkorb oder auf den Bereich unter dem Brustkorb am Rücken und atmen Sie bewusst dorthin.

Nasenatmung

Setzen Sie sich aufrecht, schließen Sie die Augen. Legen Sie den Daumen der rechten Hand an das rechte Nasenloch und verschließen Sie das Nasenloch. Atmen Sie durch das linke Nasenloch aus – und wieder durch das linke Nasenloch ein.

Jetzt verschließen Sie das linke Nasenloch mit Mittel- und Ringfinger der rechten Hand und öffnen das rechte Nasenloch. Atmen Sie durch das rechte Nasenloch aus – und wieder ein. Nun wieder durch das linke Nasenlochaus und ein und so weiter im Wechsel, ca. fünf Minuten lang.

Beenden Sie die Übung mit einem Einatmen, lassen Sie den Arm sinken und bleiben Sie noch ca. zwei Minuten mit geschlossenen Augen sitzen. Atmen Sie leicht, lassen Sie den Atem von alleine kommen.

 Atemübungen lenken die Aufmerksamkeit auf die Lunge, ein Organ, das durch das Rauchen massiv in Mitleidenschaft geraten ist. Ein bewusstes Wahrnehmen der Lunge und des Atems verringert die Gleichgültigkeit, die der Raucher gegenüber seinem Körper und seinen Atemorganen hat.

 Atemübungen erfordern Disziplin und sind keine reinen Entzugsmethoden.

Entspannungsverfahren

Rauchern, die aus Nervosität rauchen, fällt die Entwöhnung im Vergleich zu Rauchern, die aus Zeitvertreib, Gesellschaft oder Genuss rauchen, besonders schwer. Ohne Zigarette sind diese Ex-Raucher schlechter in der Lage, mit Stress umzugehen. Unruhe und Gereiztheit sind die Folge, ein Rückfall droht insbesondere in Stress-Momenten. Daher ist es sinnvoll, neue Strategien zu entwickeln, um mit Belastungen, Stress und negativen Gefühlen umzugehen.

Entspannungsverfahren sind nicht als Entzugs-Therapie, sondern eher für eine langfristige Strategie sinnvoll, da sie einem Rückfall in Stress-Situationen vorbeugen.

„5-Minuten-Entspannung"

Für den Hausgebrauch bietet sich die „5-Minuten-Entspannung" des amerikanischen Arztes Herbert Benson an. Benson begründete das Benson-Henry Institut für Mind-Body-Medizin und war bis zu seiner Emeritierung Professor an der Harvard Medical School. Seine Arbeiten zur Stressbewältigung sind wegweisend.

Für die Entspannungsübung sind eine ruhige Umgebung und eine bequeme Körperhaltung, in der man zehn Minuten verharren kann, ohne dass sich die Muskeln verspannen.

Schritt 1: Suchen Sie sich ein Wort, einen kurzen Satz oder ein kurzes Gebet, das fest in Ihrem persönlichen Glaubenssystem verankert ist („Jesus", „Shalom", „Friede" usw.). Wir zeigen die Übung am Wort „Eins".

Schritt 2: Sitzen Sie ruhig in einer bequemen Position.

Schritt 3: Schließen Sie die Augen.

Schritt 4: Entspannen Sie alle Muskeln, bei den Füßen beginnend bis hin zum Gesicht. Bleiben Sie entspannt.

Schritt 5: Atmen Sie langsam durch die Nase. Werden Sie sich Ihres Atems bewusst. Wenn Sie ausatmen, sagen Sie ruhig zu sich selbst „Eins". Einatmen – ausatmen – „Eins" etc. Atmen Sie leicht und natürlich.

* * *

Machen Sie sich keine Gedanken darüber, ob Sie ein tiefes Maß an Entspannung erreicht haben oder darüber, wie gut die Übung geklappt hat. Behalten Sie eine passive Haltung bei. Wenn während der Übung ablenkende Gedanken auftauchen, versuchen Sie, sich nicht auf diese Gedanken zu konzentrieren, sondern sie vorbeiziehen zu lassen. Wiederholen Sie stattdessen:
„Eins". Ablenkende Gedanken, innere Bilder oder Gefühle bedeuten nicht, dass Sie die Technik nicht korrekt ausführen. Sie sind zu erwarten.

Mit etwas Übung und Mühe wird nach kurzer Zeit die „Entspannungs-Antwort" in Ihrem Körper eintreten.
Wiederholen Sie die Übung für 10 bis 20 Minuten. Sie können die Augen öffnen, um die Zeit zu überprüfen, aber benutzen Sie keinen Wecker.
Bleiben Sie nach Beendigung der Übung einige Minuten ruhig sitzen – zuerst mit geschlossenen, später mit geöffneten Augen. Stehen Sie vorerst mehrere Minuten nicht auf.
Praktizieren Sie die Technik ein- oder zweimal am Tag, aber nicht innerhalb zweier Stunden nach dem Essen.

 Entspannungsverfahren sind hilfreich im Umgang mit Stress und einfach durchzuführen.

 Man muss sich Zeit nehmen und die Übungen auch tatsächlich machen.

Progressive Muskelentspannung

Kommt es zu starker innerer Anspannung und bringen reine Entspannungsübungen keinen Erfolg, ist vielleicht die Progressive Muskelentspannung nach Jacobson eine günstige Alternative. Dabei werden die einzelnen Muskelpartien nacheinander an- und entspannt. Kurse werden in Gesundheitszentren oder der Volkshochschule angeboten.

 Die Abkehr von der Zigarette geht für viele mit einem neuen Körperbewusstsein einher und dem Wunsch, sich etwas Gutes zu tun. Die Progressive Muskelentspannung trägt dazu bei, den eigenen Körper wieder intensiver zu spüren. Geeignet für alle, deren Gedanken bei reinen Entspannungsübungen zu sehr abschweifen.

 Man sollte einen Kurs besuchen – und muss sich immer wieder dazu aufraffen hinzugehen.

Autogenes Training

Eine besondere Form von Entspannungsverfahren bietet das Autogene Training, kurz AT. AT wurde von dem Neurologen Johannes Heinrich Schulz begründet und ist eine Methode der „konzentrativen Selbstentspannung". Schulz modifizierte Ende der Zwanziger Jahre die ärztliche Hypnose für den „gefahrlosen Selbstversuch". Beim AT wird mithilfe einfacher Übungen und klarer Übungsformeln („Ich bin ganz ruhig. Mein Arm ist schwer. Mein Herz schlägt gleichmäßig." usw.) ein hohes Maß an Entspannung erreicht. Darüber hinaus kann im Autogenen Training mittels „formelhafter Vorsatzbildung" (z. B. „Ich werde nicht mehr rauchen") eine Verhaltens- und Erlebnisänderung angestrebt werden. AT soll außerdem den Allgemeinzustand, Angstzustände und nervöse Störungen positiv beeinflussen.

Autogenes Training eignet sich nicht als reine Entzugs-Therapie, sondern ist eher eine langfristige Maßnahme für ein besseres Stressmanagement. Es lässt sich besser in einem Kurs als alleine erlernen (es gibt zahlreiche Anbieter, z. B. die Volkshochschulen).

 AT ist effektiv und einfach. Die Übungen können praktisch überall durchgeführt werden.

 AT erfordert Disziplin, Zeit und Übung. Es ist keine „Hau-Ruck-Methode".

Heilpflanzen

Lavendel

Das ätherische Öl der Lavendelblüten wirkt entspannend und beruhigend.

Für ein gemütliches Entzugs- und Entgiftungswochenende eignet sich z. B. ein Vollbad mit Lavendelöl (fertigen Badezusatz nehmen oder reines ätherisches Öl mit etwas Sahne oder Milch verrühren, damit es wasserlöslich wird). Alternativ kann man einige Tropfen ätherisches Lavendelöl in die bevorzugte Bodylotion geben und sich damit einreiben (auf naturreine Produkte achten!).

Lavendel ist kein Entzugs-Mittel im engeren Sinn.

 Lavendel ist angenehm, entspannend, wirkt nervöser Unruhe entgegen, ist einfach in der Handhabung. Bei äußerlicher Anwendung wird der positive Umgang mit dem eigenen Körper gefördert und nicht zuletzt auch der Geruchssinn wieder etwas wachgekitzelt.

 Bei starken Entzugsbeschwerden nicht ausreichend. Der typische Lavendelgeruch ist nicht jedermanns Sache.

Rosmarin

Das ätherische Öl der Rosmarinblätter wirkt kreislaufanregend und ist daher für die morgendliche Anwendung geeignet. Da Rosmarintee und Rosmarinvollbad zu diesem Zeitpunkt erfahrungsgemäß wenig beliebt oder zu aufwändig sind, bietet es sich an, einige Tropfen des reinen ätherischen Öls unter das Duschgel zu mischen und so den anregenden Effekt gegen morgendliche Bettschwere einzusetzen. Sie können auch ein Fläschchen Rosmarinöl in der Hand- oder Aktentasche verstauen und bei morgendlichen Kreislaufabsackern daran schnuppern.

Rosmarin ist kein Entzugs-Mittel. Es stärkt den Kreislauf und fördert – auch durch die Wiederentdeckung des Geruchssinns – den aktiven Umgang mit der eigenen Gesundheit (auf naturreine Produkte achten!). Wer den Geruch nicht mag, kann eine Duftmischung herstellen, bei der Rosmarinöl mit fruchtigen Ölen aus Zitrone, Lemongras oder Grapefruit kombiniert wird.

 Rosmarinöl ist einfach in der Handhabung.

 Geruchsintensiv, daher nicht für jede Situation geeignet.

Zitronenmelisse

Das ätherische Öl der Zitronenmelisse wirkt beruhigend und nervenstärkend. Ein Tee aus Melissenblättern hilft insbesondere dann, wenn es aufgrund von Nervosität oder nervlichen Belastungen zu körperlichen Symptomen (nervöse Kopfschmerzen, nervöse Magenschmerzen oder Schlafstörungen) kommt. Der Tee schmeckt sehr gut.

 Einen Teelöffel Melissenblätter mit einer großen Tasse kochendem Wasser überbrühen, zugedeckt 10 Minuten ziehen lassen, abseihen.

Zitronenmelisse ist kein Entzugs-Mittel. Es stärkt den Kreislauf und fördert – durch die Wiederentdeckung des Geruchssinns – den aktiven Umgang mit der eigenen Gesundheit

 Zitronenmelisse schmeckt gut, sanfte Hilfe für die Nerven.

 Es ist ein – wenn auch geringer – Aufwand, den Tee zu kaufen und zuzubereiten.

Teemischung aus Ingwerwurzel, Melissenblättern und Zimtrinde

Ingwerwurzel, Melissenblätter und Zimtrinde wirken nervenstärkend und innerlich wärmend. Melissenblätter schmecken fruchtig, sie wirken beruhigend und beugen nervösen Beschwerden vor. Ingwer und Zimt enthalten wie die Melisse ätherische Öle, der Ingwer zudem Scharfstoffe. Beide Pflanzen werden von der chinesischen Medizin dem Metallelement und damit den Atemwegen und dem Dickdarm zugeordnet. Sie haben daher den in der Raucherentwöhnung durchaus sinnvollen Effekt, auch die Verdauungsvorgänge anzuregen.

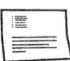 Für einen Tee die drei Zutaten zu gleichen Teilen in der Apotheke mischen lassen (*Zingiberis rhizoma, Cinnamomi cortex, Melissae folium* – Zimtrinde und Wurzelstock in kleinen Stückchen, nicht pulversiert). Einen Teelöffel der Mischung mit einer großen Tasse kochendem Wasser überbrühen, zugedeckt 10 Minuten ziehen lassen, abseihen. Der Tee riecht schärfer, als er schmeckt.

Ingwerwurzel, Melissenblätter und Zimtrinde sind keine Entzugs-Mittel im engeren Sinn.

Mal was anderes. Der Tee schmeckt gut, vor allem mit ein bisschen Honig und Zitrone.

 Erst auf Zigaretten verzichten, und dann auch noch Kräutertee mit Ingwer? Jetzt reicht's!

Passionsblume und Baldrian

Passionsblume und Baldrian wirken beruhigend, schlaffördernd und stabilisierend. Sie eignen sich bei Nervosität, Gereiztheit, Konzentrations- und Schlafstörungen. Geeignet sind Fertigarzneipräparate, aber bitte auf ausreichende Dosierung achten (Beipackzettel)!
Passionsblume und Baldrian sind keine Entzugs-Mittel.

 Die Heilpflanzen wirken unterstützend bei Konzentrations- und Schlafstörungen.

 Baldrian sollte 14 Tage vor Beginn des Entzuges eingenommen werden.

Homöopathie

Grundsätze

Die Grundregel der Homöopathie, die so genannte **Ähnlichkeitsregel**, wurde von dem Apotheker, Chemiker und Arzt Samuel Hahnemann formuliert. Sie lautet: „Similia similibus curentur – Ähnliches möge mit Ähnlichem behandelt werden". Dies bedeutet, dass im Krankheitsfall Arzneimittel eingesetzt werden, die beim Gesunden ähnliche Beschwerden oder Auffälligkeiten hervorrufen. Im Falle des Nikotinentzuges werden entsprechend Heilpflanzen eingesetzt, die die Symptome des Entzuges beim Gesunden erzeugen würden – sprich: die eingangs genannten Tabaksorten.

Bei der Homöopathie handelt es sich um eine spezifische, individuelle Reiz-Regulationstherapie. Dies erklärt auch, warum die Beobachtung der vorherrschenden Symptome in dieser Therapieform eine herausragende Rolle spielt.

Neben der Ähnlichkeitsregel ist ein wesentliches Kennzeichen der Homöopathie das Verarbeitungsverfahren: Um die Nebenwirkungen giftiger Ausgangssubstanzen zu mindern und die Heilkraft zu steigern, entwickelte Hahnemann eine eigene Verarbeitungsform: die so genannte Dynamisierung oder **Potenzierung**. Dafür wird der eigentliche Arzneistoff mit einem Trägermittel (z. B. Alkohol oder Milchzucker) stufenweise verarbeitet, wobei jede Stufe nach einem bestimmten Schema rhythmisch verschüttelt oder verrieben wird, bevor sie weiter verarbeitet wird. Die Potenzen der D-Reihe (Dezimalpotenzen) werden in Zehnerschritten, die Potenzen der C-Reihe (Centesimalpotenzen) in Hunderterschritten verarbeitet. Eine D3 bedeutet, dass die Ausgangssubstanz drei mal im Verhältnis 1:10 (1 Teil Ausgangssubstanz, 9 Teile Lösungsmittel) verarbeitet wurde, für eine C30 Potenz wird die Ausgangssubstanz in 30 Schritten im Verhältnis 1:100 (1 Teil Ausgangssubstanz, 99 Teile Lösungsmittel) verarbeitet.

Homöopathische Arzneimittel für den Raucherentzug

Verschiedene homöopathische Mittel kommen für die Behandlung der Raucherentwöhnung in Frage: *Tabacum* (Tabak), *Lobelia inflata* (Indianertabak), *Robinia pseudacacia*. In der Tabelle ab Seite 65 werden die Mittel dargestellt, die sich nach Wiesenauer und Elies (2004) zum Raucher-entzug bewährt haben.

 Allgemeine Hinweise zur Einnahme von Homöopathika

- Medikamente von einem Plastik- oder Por-zellanlöffel einnehmen.
- Zwischen den Mahlzeiten einnehmen, Glo-buli in die Wangentasche oder unter die Zunge schieben, alkoholhaltige Tropfen mit Wasser verdünnt einnehmen.
- Die Arzneimittel vor Licht und Hitze ge-schützt aufbewahren.
- Während der Behandlung möglichst auf Kaffee, Coca-Cola, Pfefferminz- und Kamil-lentee, mentholhaltige Zahnpasta oder Er-kältungsbäder verzichten.

* * *

Bitte lesen Sie sich die Tabelle durch. Wählen Sie dasjenige Mittel aus, dessen Merkmale für Ihre Situation am ehesten zutreffen. Wenn eines der beschriebenen Arzneimittel die bei Ihnen vorlie-genden Beschwerden genau trifft, so nehmen Sie dieses Mittel 3 x täglich ein (5 Tropfen oder 5 Globuli in der Potenz D6). Bei Besserung Dosis reduzieren.

Homöopathische Arzneien zur Raucherentwöhnung

Tabacum	
Ausgangsstoff	nicht-fermentierte Blätter des virginischen Tabaks
Bezug zu	- Zentrales Nervensystem - Herz und Kreislauf-System - Magen-Darm-Trakt
Leitsymptome	- Mattigkeit - Kältegefühl - Schweißausbruch - Kollaps - Übelkeit, Elendsgefühl - Magen-Darm-Krämpfe - Durchfall
Schlimmer durch	- Bewegung - Fahren - in warmen Räumen - Kälte - Sinneseindrücke
Besser durch	- frische Luft - Erbrechen
Auch eingesetzt bei	Reisekrankheit

Lobelia inflata	
Ausgangsstoff	Indianertabak, ganze blühende Pflanze
Bezug zu	zentrales Nervensystem
Leitsymptome	- Übelkeit mit Erbrechen - Kollaps - Zusammenschnüren der Brust mit Atemnot
Schlimmer durch	morgens
Besser durch	Schluck Wasser
Auch eingesetzt bei	Schwangerschaftserbrechen

Robinia pseudacacia	
Ausgangsstoff	frische Rinde der jungen Zweige der falschen Akazie, Robinie
Bezug zu	Magen-Darm-Trakt
Leitsymptome	- übermäßige Säureproduktion - Stirnkopfschmerzen - saures Aufstoßen und Erbrechen - Sodbrennen, Magendruck nach dem Essen - Darmkoliken mit sauer riechenden Stühlen
Schlimmer durch	- nachts - fette Speisen
Auch eingesetzt bei	- zu viel Magensäure - Blähungskolik

Caladium seguinum	
Ausgangsstoff	Schweigrohr (indische Giftpflanze)
Bezug zu	- Sexualorgane - Nervensystem
Leitsymptome	- Starkes Verlangen nach Tabak - asthmatische Beschwerden - Kopfschmerz - Druck in Augen und Stirn - Vergesslichkeit
Schlimmer durch	- Bewegung - Liegen auf der linken Seite
Besser durch	- Schweißausbruch - Schlaf am Tag
Auch eingesetzt bei	Neigung zu Insektenstichen

Lycopodium	
Ausgangsstoff	Bärlapp
Bezug zu	Leber
Leitsymptome	- aufgetriebener Bauch - kolikartige Schmerzen von Gallenblase und Niere - brennender Harn - Beschwerden eher rechts - cholerisches Temperament
Schlimmer durch	- zwischen 16:00 und 20:00 Uhr - Wärme - in Ruhe

Besser durch	- kühle, frische Luft
	- im Freien
	- bei Bewegung
Auch eingesetzt bei	Skoliose

Das **Kombinationsmittel** *Antinicotinum sine* (Tropfen) enthält die wichtigsten Mittel zum Raucherentzug: *Tabacum* D20, *Lobelia inflata* D30, *Robinia pseudacacia* D4. Es ist dann sinnvoll, wenn keine auf ein einzelnes Mittel hinweisende Symptomatik im Vordergrund steht.

 Die Wahl von homöopathischen Arzneimitteln richtet sich immer nach den im Einzelfall vorherrschenden Symptomen.

 Homöopathie kann den Nikotinentzug unterstützen. Bei manchen sehr wirkungsvoll.

 Bei manchem ist die Homöopathie wirkungslos. Nicht jeder spricht auf sie an.

Hypnose

In der Hypnose, einem Suggestionsverfahren, versetzt der Therapeut den Probanden in eine tiefe Entspannung und erhält dadurch Zugang zum Unterbewusstsein. Für den Raucherentzug visualisiert der Hypnotiseur insbesondere die durch das Rauchen hervorgerufenen Gesundheitsschäden. Der Klient wird veranlasst, sich mit seinem Körper, seiner Lunge zu identifizieren.

 Hypnose kann den Willen, mit dem Rauchen aufzuhören, unterstützen. Es gibt positive Einzelfallberichte. Der Effekt der Suggestion gerade beim Raucherausstieg ist nicht zu unterschätzen und durchaus wünschenswert. Als unterstützende Maßnahme (und zur Beschäftigung) sind diverse Audio-CDs geeignet.

 Es ist schwer, einen guten Hypnotherapeuten zu finden (Kontakt s. u.).

www.hypnose.de ist ein Internet-Portal, über das die großen Hypnose-Fachgesellschaften erreichbar sind, z. B.

Deutsche Gesellschaft für Hypnose e. V. (DGH), www.dgh-hypnose.de/con/home

Deutsche Gesellschaft für Ärztliche Hypnose und Autogenes Training e. V. (DGÄHAT), www.dhaehat.de

Ordnungstherapie

Unter Ordnungstherapie versteht man im naturheilkundlichen Sinne Maßnahmen, die das Ziel haben, eine gewisse Ordnung in das eigene Leben zu bringen und eine innere Ordnung zu erreichen. Ordnungstherapeutische Elemente sind Bestandteil aller großen Lehren der Heilkunde.

Aus ordnungstherapeutischer Sicht wird beim Raucherentzug Wert darauf gelegt, dass die Säulen der Gesundheit wieder aufgerichtet werden, dass die Ernährung optimiert wird, dass – gerade, wenn die körperliche Fitness durch das Rauchen etwas gelitten hat – man wieder etwas Kondition aufbaut (und ein Körpergefühl entwickelt).

Sind die gesundheitsfördernden Faktoren Ernährung, Bewegung, Entspannung etc. gestärkt, dann wird damit auch der Organismus gestärkt. Es geht also nicht nur darum, etwas *gegen* das Rauchen zu unternehmen, sondern vor allem, etwas *für* das eigene Wohlbefinden zu tun – und damit die Anfälligkeit für Suchtverhalten, für Zigaretten, die aus dem Gefühl von Stress, Anspannung oder Unsicherheit geraucht werden, zu reduzieren. Wer den Stress anders verarbeiten kann, braucht die Zigarette nicht mehr.

Wer zusätzlich Gerichte aus der vollwertigen Mittelmeerküche – Vollkornprodukte, viel Gemüse und Obst, ab und zu Fleisch oder Fisch – zu sich nimmt, braucht keine Angst vor Gewichtszunahme haben oder wird die überflüssigen Pfunde schnell wieder los.

Wer sich bewegt, baut Stress ab und verbrennt Kalorien. Für viele Menschen ist der Ausstieg aus der Nikotinsucht der Anfang von einer Zeit, in der sie sich auch auf anderen Ebenen bewusster mit ihrem Körper beschäftigen, damit, was ihnen gut tut oder sie belastet.

Apropos Schlaf: Da der Stimulus des Nikotins fehlt, ist es sinnvoll, sich in den ersten Tagen des Entzugs gründlich auszuschlafen, dann aber langsam den „Motor wieder anzukurbeln".

 Ordnungstherapie ist eine Art „Rundum-Sanierung". Mit einem ordnungstherapeutischen Ansatz kann man nicht nur das Rauchen reduzieren, sondern auch einen insgesamt die Gesundheit belastenden Lebensstil regulieren.

 Ordnungstherapie bedeutet früh ins Bett gehen, rausgehen, schwimmen, wenig fernsehen, wenig Alkohol, nichts-tun, gesunde Sachen essen – alles zwar „richtig", aber anstrengend.

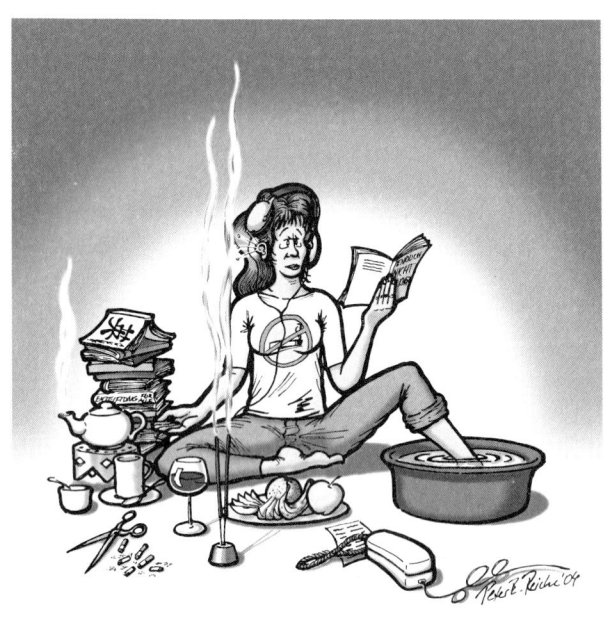

Physikalische Therapie

Natürlich sind Saunagang, Vollbad oder Gymnastik keine originären Anti-Raucher-Therapien. Sie sind vielmehr geeignet, Körper und Geist im eigentlichen Entzug wie auch im „Leben danach" zu unterstützen, die Durchblutung wieder anzuregen und die Ausscheidung über die Haut zu fördern.

Durch die **Sauna** werden die Blutgefäße, die durch das Nikotin verengt wurden, trainiert. Der Wärmereiz führt zu einer Erweiterung, der Kältereiz zu einer Verengung der Blutgefäße. Der Bluttransport wird angeregt, dadurch auch die Versorgung mit Sauerstoff und der Abtransport von Stoffwechselendprodukten. Durch den Hitzereiz wird die Haut durchblutet und schwitzt. Mit dem Schwitzen entgiftet der Körper. Weiterer Pluspunkt: Man ist beschäftigt und tut sich zudem noch etwas Gutes.

Kaltwasseranwendungen regen den Kreislauf an. Sie eignen sich daher insbesondere als Alternative für die „anregende" Zigarette, zur Konzentrationsförderung etc. Eine einfache Möglichkeit ist das kalte Unterarmbad (Unterarme kurz in Wanne oder Waschbecken mit kühlem Wasser tauchen) oder der kalte Unterarmguss. Dafür werden die Unterarme, insbesondere die Innenflächen der Handgelenke unter den kühlen Wasserstrahl gehalten.

Bei Kopfschmerzen leiten **warme Fußbäder**, denen auch 1–2 EL Salz beigefügt werden können, das Blut vom Kopf in die Füße ab. Dadurch vermindern sich Kopfschmerzen, die durch eine Blutfülle im Kopf verursacht werden.

Der Körper wird auf Trab gebracht. Wirkt depressiven Verstimmungen, Abgeschlagenheit und Müdigkeit entgegen.

 Man muss sich Zeit nehmen und es machen.

Selbsthilfegruppen/ Freunde/ Rauchertelefon

Zahlreichen Erfahrungsberichten zufolge ist die Raucherentwöhnung in einer Gruppe – das kann eine professionell geleitete Gruppe oder ein Freundeskreis sein – besonders erfolgreich. Zum einen tauscht man sich mit anderen Ex-Rauchern aus, zum anderen wird man durch professionelle Hilfe motiviert und bestärkt.

Das Rauchertelefon des Deutschen Krebsforschungszentrums bietet Gespräch und Beratung durch speziell geschultes Personal an.

Rauchertelefon des Deutschen Krebsforschungszentrums: Tel.: 06221/424200
(Mo–Fr. 15:00–19:00 Uhr)

Nummer zum Ortstarif. Hilft einem über schwache Momente, die – das wissen gerade die Berater am anderen Ende der Leitung – in der Regel auf die Ex-Raucher zukommen.

 Man muss sich Zeit nehmen und es machen. Nicht rund um die Uhr verfügbar.

Sport

Gymnastik und Bewegung führen zu einer besseren Sauerstoffversorgung des Gesamtorganismus. Hier eignen sich Kniebeugen vor dem offenen Fenster, Seilspringen, zügige Spaziergänge, Schwimmen oder Fahrradtouren für den Einsteiger. Ein Jogging-Programm, Leistungssport, Roller-Blades oder Fitness-Training im Studio sollten allerdings – insbesondere, wenn Sie längere Zeit nichts für Ihre Kondition getan haben – mit einem Trainer besprochen werden.
Optimal wäre es, sich dreimal pro Woche 30 Minuten intensiv zu bewegen.

 Eigenaktivität von Körper und Geist wirkt depressiven Verstimmungen entgegen.

 Sport ist anstrengend.

Verhaltenstraining

In Einzelgesprächen oder Gruppenseminaren wird herausgefunden, unter welchen Umständen man raucht – um dann zu lernen, diese Situationen ohne Zigarette zu bewältigen. Bereits in den ersten Kapiteln dieses Buches wurden verhaltenstherapeutische Fragebögen vorgestellt. Auch die Achtsamkeitsmeditation ist in gewisser Hinsicht ein verhaltenstherapeutisches Verfahren.

Die Wirksamkeit von verhaltenstherapeutischen Gruppensitzungen, die von einer medizinischen Fachkraft geleitet werden, ist gut belegt.

 Die Erfolgsquote liegt bei 25–30 %.

 Gruppensitzungen kosten zwischen 80 und 250 €. Die Kosten werden aber von vielen gesetzlichen Krankenkassen übernommen.

Bundeszentrale für gesundheitliche Aufklärung, www.rauchfrei-info.de
Arbeitsgemeinschaft für Verhaltensmodifikation e. V., www.avm-d.de
Deutscher Fachverband für Verhaltenstherapie e. V. (DVT), www.verhaltenstherapie.de

Vitamin C

Vitamin C, auch als Ascorbinsäure bezeichnet, hat im Körper verschiedene Funktionen. Es ist wichtig für

- das Abwehrsystem,
- die Eisenaufnahme und Folsäureverwertung,
- die Bildung von Bindegewebe.

Vitamin C ist ein so genannter „Radikalfänger". Damit hat es Folgendes auf sich: Freie Radikale sind Formen von Sauerstoff, die z. B. bei der Atmung im Körper entstehen. Sie sind eigentlich nützlich, da sie Fremdsubstanzen abbauen. Wenn aber die Zahl der freien Radikale stark zunimmt (z. B. durch Umweltgifte, zu starke Sonneneinstrahlung), helfen sie den Giften, sich im Körper auszubreiten.

Freie Radikale sind vor allem für den Alterungsprozess zuständig. Man vermutet außerdem, dass sie bei der Entstehung schwerer chronischer Erkrankungen (z. B. Krebs) eine Rolle spielen. Als Schutzfunktion gegen den Angriff der freien Radikale auf die Körperzellen hat der Körper Substanzen zur Verfügung, die Radikalfänger oder Antioxidantien heißen. Radikalfänger kann man unterstützend zu sich nehmen, um gesund zu bleiben.

Aus vielen Erfahrungsberichten ist bekannt, dass Entzugserscheinungen beim Nikotinentzug durch die Einnahme von Vitamin C reduziert werden können. In der Literatur werden hier jedoch sehr unterschiedliche Mengen genannt.

Eine gute Alternative zum Vitamin C in Pulverform ist die Einnahme von Sanddornsaft (Reformhaus, Bioladen), von Acerolatalern oder der reichhaltige Obstgenuss.

Die Empfehlung der Einnahme von Vitamin C bei der Raucherentwöhnung ist wissenschaftlich nicht geprüft. Fakt ist, dass Raucher häufig ein Vitamin-Defizit haben bzw. einen erhöhten Vitamin C-Bedarf. Bei allen Entgiftungskuren spielt Vitamin C eine wesentliche Rolle, es ist aber nicht zum eigentlichen Entzug geeignet.

 Vitamin C hilft bei der Entgiftung. Sich kleine, leckere Obsttellerchen zusammenzustellen, hält den Ex-Raucher beschäftigt. Und schmeckt – schließlich verbessert sich der Geschmackssinn mit jeder Stunde Abstinenz!

 Man muss es besorgen und einnehmen.

Wasser trinken

Fast alle von uns trinken zu wenig. Dadurch werden die Körperzellen nicht ausreichend mit Flüssigkeit versorgt, ihre Funktion ist eingeschränkt. Günstig sind Wasser, verdünnte Frucht- und Gemüsesäfte, Kräutertees in Maßen. Kaffee, Tee und Kakao sind harntreibend, d. h. es wird unter Umständen mehr Flüssigkeit ausgeschieden als aufgenommen.

Zahlreiche Beschwerden, beispielsweise Kopfschmerzen, Abgeschlagenheit, Müdigkeit oder Verdauungsprobleme können durch eine zu geringe Trinkmenge oder durch Austrocknen mit verursacht werden.

Das Trinken von Wasser dient in der ersten Zeit nach dem Entzug auch der Entgiftung, indem die Nieren verstärkt durchgespült werden.

Täglich zwei Liter Wasser zu trinken – wie häufig empfohlen – wird in der Realität kaum eingehalten. Es ist sinnvoll, in den Tagesablauf gezielt „Trinkpausen" einzubauen oder aber an einem Platz, der häufig frequentiert wird, ein Glas Wasser zu positionieren und immer daraus zu trinken, wenn man daran vorbei kommt.

Nach Ansicht von Prof. Daschner, Institut für Umweltmedizin der Universität Freiburg, ist Leitungswasser aus Qualitätsgründen und umwelt-politischen Überlegungen Mineralwasser überlegen: keine Schlepperei, kein kilometerweiter Transport, gute Kontrollen. Zu berücksichtigen ist jedoch die Qualität der Rohre im unmittelbaren Wohnbereich.

Wasserfilter müssen regelmäßig und konsequent gereinigt werden. So genanntes energetisiertes oder levitiertes Wasser ist, selbst wenn es sehr gut schmeckt, nicht auf Dauer zu empfehlen, da letztendlich nicht klar ist, welche Wirkungen dieses energetisch veränderte Wasser auf den Körper hat.

 Wasser hat keine Kalorien und kostet wenig.

 Man muss ständig auf die Toilette.

Fazit

Berücksichtigt man die aufgelisteten Maßnahmen in ihrem Stellenwert für die einzelnen Phasen des Raucherentzuges, so ergibt sich folgendes Fazit:

→ Angelpunkt für den gesamten Entzug ist der Wille, mit dem Rauchen aufzuhören. Alle Maßnahmen können den Schritt zum Nichtraucher unterstützen, die persönliche Entscheidung zum Rauchstopp jedoch nicht ersetzen.

→ Der Entzug in der Gruppe ist einfacher als der Alleingang.

→ Eine Nikotinersatztherapie erhöht gerade bei starken Rauchern die Erfolgsquote einer langfristigen Abstinenz.

→ Eine Analyse des eigenen Rauchverhaltens beleuchtet die Motive und die Situationen, in denen Sie rauchen. Sie müssen Alternativen finden, um einem Rückfall vorzubeugen.

→ Rauchen ist eine Form von Selbstzerstörung. Mit dem Entzug geht ein neues, positiveres Verhältnis zum eigenen Körper, zur eigenen Gesundheit einher. Dieses neue Bewusstsein kann und sollte man in zahlreichen Bereichen – Sport, Wellness, Meditation, Achtsamkeit, Ernährung, Lebensordnung – vertiefen.

→Unterstützend können Maßnahmen wie Akupunktur, Ohrakupunktur (oder Ohrakupressur) oder Homöopathie im Sinne einer Regulationstherapie eingesetzt werden. Sie mildern die Entzugssymptome und eignen sich vor allem für die erste Phase des Entzugs.

i Eine auf den Einzelnen zugeschnittene Therapie, z. B. durch die Homöopathie oder die Akupunktur, kann Selbstheilungskräfte mobilisieren und die individuelle Motivation für das Rauchen berücksichtigen.

Grundsätzlich scheint das auf der nächsten Seite dargestellte Schema zu gelten:

Wille
+ Gruppe/ Freunde/ Therapeut
+ Nikotinersatz und/ oder Regulationstherapie
(Homöopathie oder Akupunktur)
+ Achtsamkeit/ neues Körpergefühl
(„Ich tu mir gut!")

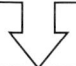

gute Chancen für erfolgreichen Raucherentzug

+ Bewegung
+ viel Trinken
+ gesunde Ernährung

erfolgreicher Raucherentzug + Entgiftung

+ regelmäßige Entspannung/
Achtsamkeit
+ sich selbst etwas Gutes tun
+ Stressmanagement

erfolgreicher Raucherentzug
(langfristige Abstinenz) + Entgiftung +
neuer Lebensabschnitt/Regeneration

V. Die Raucherentwöhnung

Vorbereitung

Sie wollen in nächster Zeit aufhören zu rauchen. Sie sind sicher, dass Ihnen dieser Entschluss und die Abkehr vom Rauchen Vorteile bringen. Gleichzeitig sind Sie unsicher, ob Sie es schaffen. Vielleicht haben Sie auch schon einmal einen Versuch der Raucherentwöhnung durchgeführt, sind dann aber rückfällig geworden. Hier ein paar Tipps zur Vorbereitung:

- Wählen Sie einen stressfreien Zeitpunkt. Wochenenden haben sich für den Entzug gut bewährt, vielleicht auch der Urlaub.
- Gewinnen Sie einen Mitstreiter – einen Nichtraucher, der Sie unterstützt oder einen Raucher, der auch aufhören will.
- Informieren sie alle Ihre Freunde, Bekannten und Kollegen, bitten Sie um Unterstützung. Keiner soll Ihnen eine Zigarette anbieten. Dies dient nicht nur dazu, Unterstützung zu bekommen, sondern sich selbst ein wenig auszutricksen: Je mehr Sie Ihren Entschluss „an die große Glocke hängen", desto peinli-

cher ist es, wenn Sie wieder mit dem Rauchen anfangen.

- Schließen Sie eine Wette ab.
- Besorgen Sie sich ein Sparschwein für das gesparte Geld.
- Sammeln Sie Gründe für das Aufhören und wiederholen Sie diese Gründe jeden Abend vor dem Einschlafen zehn Mal. Oder schreiben Sie sie mit einem wasserlöslichen Folienstift auf die Kacheln im Bad – als kleine Gehirnwäsche beim Toilettengang.
- Besorgen Sie sich Nikotinpflaster oder Nikotinkaugummi, alternativ eine homöopathische Arznei aus der Liste auf Seite 65 ff.
- Waschen Sie Ihre Gardinen.
- Laden Sie Freunde, möglichst Nichtraucher, für den großen Tag ein.
- Machen Sie mit sich selbst einen schriftlichen Vertrag.

Irgendwann ist es dann so weit: Sie hören tatsächlich auf. Für ein Entzugs-Wochenende (oder die ersten Tage eines Entzuges zu einem anderen Zeitpunkt) und die kritischen Tage danach finden Sie auf den folgenden Seiten praktische Vorschläge.

„Gestatten Sie sich, die Intensität eines jeden Gefühls
– ob angenehm oder unangenehm – zu erfahren,
und zwar dann, wenn es an der Reihe ist."
(Jon Kabat-Zinn)

Ein Entzugs-Wochenende

Ein ganzer Kerl sitzt nach einem langen Ritt durch den Canyon am Lagerfeuer und raucht. Oder? Weit gefehlt. Ein attraktiver Mann riecht nicht nach Zigarettenrauch und lebt seine männlichen Anteile nicht in überholten Clichés aus.

Die folgenden Vorschläge haben viel mit Entspannung, Wellness, „Selbstfürsorge", Kosmetik zu tun. Das hört sich erst mal nach einem Schönheits-Wochenende für Frauen an. Aber wäre es nicht auch eine gute Gelegenheit für die Männer, sich im Zuge eines neuen Verhältnisses („Ich tu mir gut und lass es mir gut gehen") auch einmal selbst zu verwöhnen und verwöhnen zu lassen.

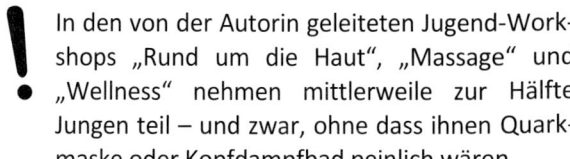

In den von der Autorin geleiteten Jugend-Workshops „Rund um die Haut", „Massage" und „Wellness" nehmen mittlerweile zur Hälfte Jungen teil – und zwar, ohne dass ihnen Quarkmaske oder Kopfdampfbad peinlich wären.

Allgemeine Hinweise

- Essen Sie alles, was Ihnen schmeckt.
- Wenn Sie Lust auf eine Zigarette bekommen, essen Sie ein bisschen Obst – einen Apfel in kleine Stücke schneiden und verzehren, vielleicht auch eine Messerspitze Vitamin C einnehmen. Zählen Sie bis 10. Das so genannte „Craving" – das unbedingte Verlangen nach einer Zigarette – vergeht nach kurzer Zeit von selbst.
- Genuss und Lust sind an diesem Wochenende wichtig: Besorgen Sie sich ein schönes Buch, ein Video oder eine DVD, vielleicht auch eine Schachtel edle Pralinen. Seien Sie nicht zu streng mit sich.
- Setzten Sie zusätzlich zur Nikotinersatztherapie oder stattdessen Regulationstherapien (Homöopathie oder Akupunktur) ein. Bitte machen Sie aber nicht alles gleichzeitig!
- Wenn Sie die Entwöhnung durch die Achtsamkeitsmeditation unterstützen wollen, besorgen Sie sich eine CD (z. B. von Jon Kabat-Zinn: *Stressbewältigung durch die Praxis der Achtsamkeit*. Die ca. 70-minütige CD enthält zwei angeleitete Meditationsübungen).

Freitagnachmittag

Alles vorbereiten und einkaufen, so dass Sie am Wochenende nicht mehr zum Supermarkt (und an den Zigaretten an der Kasse vorbei) müssen. Vorschlag für die Einkaufsliste:

- Nikotin-Pflaster/ -kaugummi; homöopathische Arznei einen Tag früher besorgen, da sie nicht immer in den Apotheken vorrätig ist.
- Kaugummis (Spearmint ist zu bevorzugen, wenn Sie homöopathische Arzneimittel einnehmen. Spearmint ist nicht mentholhaltig.)
- Wasser, Zitronen
- Leckerer Kräutertee
- Pralinen
- DVD
- Bodylotion, Körperbürste, Massagehandschuh, Badezusatz etc.
- Zutaten für die Lieblingsgerichte

Freitagabend

Laden Sie Freunde ein. Essen Sie gemeinsam. Rauchen Sie vor aller Augen Ihre letzte Zigarette. Entsorgen Sie dann alle weiteren Zigaretten und die Aschenbecher.

Kleben Sie das Nikotinpflaster in der nächsten Zeit morgens auf und nehmen es abends wieder ab Die Körperstelle sollte dabei variieren.

Samstag

Kleben Sie das Nikotinpflaster auf und/ oder nehmen Sie das homöopathische Mittel ein.

Lassen Sie sich verwöhnen, vielleicht mit einer professionellen therapeutischen Behandlung (Akupunktur, Hypnose), oder gehen Sie zur Maniküre (keine gelben Hände mehr!) oder zur Kosmetikerin.

Trinken Sie im Laufe des Vormittags einen halben Liter verdünnten Saft, Wasser oder Kräutertee.

Vielleicht haben Sie Lust, nachmittags in die Sauna oder zum Schwimmen zu gehen – dort ist absolute Nichtraucherzone – und gut tut es auch.

Trinken Sie im Laufe des Nachmittags einen halben Liter verdünnten Saft, Wasser oder Kräutertee.

Machen Sie den Raucherentzug zu Ihrem Thema und beantworten Sie folgende Fragen:

Welche Werbung spricht Sie besonders an?

Wie lassen sich die in dieser Werbung angespro-
chenen Werte auch ohne Zigarette umsetzen?

Was „gibt" Ihnen eine Zigarette?

Welche Gefühle können Sie durch das Rauchen
abmildern oder unterdrücken?

Was wäre, wenn Sie ohne Zigarette mit diesen Gefühlen und Empfindungen klar kommen müssten?

Die folgende Tabelle orientiert sich an den gängigen Rauchertypen. Schreiben Sie in die leeren Zeilen fünf Situationen, in denen Sie immer geraucht haben. Können Sie diese Situationen meiden? Welche Alternativstrategien gibt es?

Situation, Anlass	Alternative
Zeitdruck, Arbeit, Stress	Kaugummi kauen, Tasse Tee trinken, kurze Pause machen.
Parties, Gesellschaft	Sich darüber freuen, dass man am nächsten Morgen keine Kopfschmerzen hat.
„Craving"	Bis 10 zählen, geht vorbei.
Belohnung	Sich etwas Schönes kaufen.
Wut, Ärger	Bis 10 zählen, dem Ärger Luft machen.
Konzentration	Eine Tasse grünen Tee trinken, Augen schließen, auf

Situation, Anlass	Alternative
	die Atmung achten, lüften, kurze Pause einlegen.

Misten Sie aus, waschen Sie Ihre Pullover.

Abends heißt es: Entspannen, ob mit einem Krimi, einem Film, mit (nichtrauchenden) Freunden oder alleine.

Sonntag

Verwöhnen Sie sich nach dem Aufstehen mit einem Vollbad, einem kleinen Schönheitsprogramm, z. B. mit einem Kopfdampfbad, einer Gesichtspackung oder einem Salz-Öl-Peeling.

Kopfdampfbad: Um die Poren zu öffnen und die Haut zu reinigen, zwei Handvoll Kamille (tut dann auch den Atemwegen gut) mit drei Litern kochendem Wasser in einer Schüssel übergießen. Kopf drüber halten, mit einem Badehandtuch abdecken. Zehn Minuten einatmen (bei Neigung zu Nasennebenhöhlenentzündung eher durch die Nase, bei Entzündungen im Mund-Rachen-Bereich eher durch den Mund). Gesicht abtrocknen, mit kaltem Wasser abspülen.

Für **Gesichtsmasken** eignen sich Quark-Honig (2 EL Magerquark + 1 TL Honig) und Heilerde (2 EL Heilerde + Wasser oder Kamillentee). Die Masken auftragen, nach 10–20 Minuten abwaschen. Sie glätten und nähren die Haut, Heilerde entgiftet. Anstatt Gesichtswasser: Salatgurke schälen, raspeln, etwas stehen lassen, ausdrücken, den Saft mit einem Wattepad auftragen.

Salz-Öl-Peeling: Reiben Sie vor dem Duschen den ganzen Körper mit in Olivenöl getränktem Salz ab. Das fördert die Hautdurchblutung enorm und trägt tote Hautschuppen ab. Dann warm abduschen. Als sanftere Variante kann man auch Zucker mit Öl verrühren.

Trinken Sie im Laufe des Vormittags einen halben Liter verdünnten Saft, Wasser oder Kräutertee.

Essen Sie viel Obst, gönnen Sie sich auch heute einmal etwas Besonderes: Himbeeren, Heidelbeeren, Mangos oder andere Exoten. Bereiten Sie sich einen Obstsalat und Gemüsespieße etc. zu.

Probieren Sie einen neuen Tee aus, vielleicht einmal einen Rotbusch-Tee mit Vanillegeschmack, mit Milch und Honig, oder einen Yogi-Tee, vielleicht einen Kakao mit einer Prise Cayennepfeffer (heizt ein und schmeckt!). Wer die indische Küche mag, sollte hier zugreifen – die Gewürze regen die Verdauung an, besonders Gelbwurz und Bockshornklee (Curry) regen die Lebertätigkeit an.

Natürlich darf es in diesen ersten harten Tagen des Entzuges auch ruhig ein Mousse au Chocolat, eine Käse-Sahne-Torte oder eine Schwarzwälder Kirschtorte sein.

Auch wenn Sie alleine leben – an diesem Tag (und an jedem weiteren auch) haben Sie einen liebevoll gedeckten Tisch verdient, ein leckeres Menu mit hochwertigen Zutaten. Die Zeiten, in denen Sie Ihre Bedürfnisse mit einer Zigarette „abspeisen", sind vorbei. Ab jetzt geht es darum, das Leben und den eigenen Körper zu genießen und zu pflegen.

Lassen Sie es sich also auch am Sonntagabend gut gehen und widmen Sie sich bewusst Ihrem Raucherentzug. Für den einen mag dies bedeuten, sich durch Kinobesuch oder Verabredungen abzulenken, für den anderen, gleich „auf ganzer Linie" einen Neuanfang zu starten und beispielsweise in der Wohnung auszumisten. Räumen Sie Ihren Schreibtisch auf, sortieren Sie ungetragene Garderobe aus.

Karen Kingston: *Feng shui gegen das Gerümpel des Alltags.* Richtig ausmisten. Gerümpelfrei bleiben. rororo

Die erste Woche

> *„Ich mach jetzt keine Rauchpausen mehr,*
> *sondern Atempausen."*
> (Abstinente Teilnehmerin des
> Achtsamkeitstrainings)

Allgemeine Empfehlungen

– Trinken Sie viel.
– Essen Sie viel Obst, Gemüse, trinken Sie Obst- und Gemüsesäfte.
– Treiben Sie Sport.
– Meiden Sie Situationen, in denen Sie schwach werden könnten oder die Sie sehr anstrengen.
– Kaufen Sie sich etwas Schönes.
– Halten Sie Kontakt zu Gruppenmitgliedern oder Freunden, die auch im Raucherentzug sind.
– Setzten Sie Regulationstherapien (Akupunktur, Homöopathie etc.) ein, aber bitte nicht alles gleichzeitig.

Entgiftung

Wenn Sie die erste Woche für eine allgemeine Entgiftung Ihres Körpers nutzen wollen, dann bieten sich folgende Möglichkeiten an:

- Nehmen Sie möglichst wenig Alkohol, Kaffee, Zucker, gebackene und gebratene Speisen, weißes Mehl zu sich.
- Beginnen Sie den Tag mit einem Glas Wasser mit einem Schuss Zitronensaft, das regt die Leber an.
- Essen Sie viel Obst, Gemüse, Hirse, Feigen, Trauben, Karotten, Mandeln. Diese Lebensmittel wirken einer Übersäuerung des Körpers, die für Gesundheit und Wohlbefinden ungünstig ist, entgegen.
- Gehen Sie in die Sauna und schwitzen Sie Giftstoffe über die Haut aus.
- Bürsten Sie Ihren Körper ab: Das fördert die Ausleitung der Giftstoffe über die Haut
- Zur Ausleitung der Schwermetalle, die mit dem Rauch aufgenommen wurden, werden in der Literatur unterschiedliche Substanzen vorgeschlagen. Wenig falsch macht man mit dem Knabbern von Koriandersamen, der volksmedizinisch zur Entgiftung von Schwermetallen eingesetzt wird.

All diese Entgiftungsmechanismen tun dem Gesamtorganismus und der Psyche gut.

Mundraum/Zahnpflege

Vereinbaren Sie als Start für ein neues Leben als Nichtraucher einen Termin beim Zahnarzt für eine professionelle Zahnreinigung.

Zur besseren Regenerierung des Zahnfleisches verwenden Sie Mundwasser, das Ratanhia und Tormentillwurzel (z. B. von der Firma Weleda) enthält, oder tragen Zahnfleischbalsam auf.

Das Zahnfleisch können Sie auch von Zeit zu Zeit leicht mit Kochsalz einmassieren. Dafür etwas Salz auf die Zahnbürste auftragen und vorsichtig einmassieren.

Morgens sollten Sie, wenn möglich, zur Entgiftung und Regeneration des Mundraumes Ölkauen. Das Öl bindet zunächst fettlösliche Bakterien und Gifte im Mundraum (wichtige Pforte für Erreger), danach wasserlösliche Bakterien und Gifte. Es hat sich als probate Methode zur Entgiftung und Vorbeugung von Atemwegserkrankungen erwiesen.

1 TL kaltes Sonnenblumenöl in den Mund nehmen, zwischen den Zähnen durchziehen, bis das Öl nach ca. 10–15 Min. emulgiert und weißlich wird. Ausspucken, Zähne gründlich putzen. Zahnbürste gut reinigen.

Die Zeit danach

Es ist schwierig, jeden Tag so bewusst zu leben, wie dies gerade beschrieben wurde. Dennoch ist es Ihnen vielleicht möglich, die folgenden Empfehlungen zu beherzigen – sie erhöhen Ihre Lebensqualität und Gesundheit und schützen damit auch vor einem Rückfall.

- Lassen Sie sich Zeit für die Mahlzeiten. In Ruhe essen und immer gut kauen.
- Bewegen Sie sich möglichst 2–3 mal die Woche für 30 Minuten.
- Gehen Sie vor Mitternacht ins Bett.
- Pflegen Sie allmählich einen neuen Umgang mit sich selbst und mit Stress: Atmen Sie tief und bewusst, hören Sie in sich hinein.
- Günstig ist der regelmäßige Besuch eines Kurses, ob in Achtsamkeits-Meditation, Entspannung, Yoga oder Autogenem Training. Wichtig ist stets, der Umwelt nicht so ausgeliefert zu sein wie zuvor, sondern sich gegenüber Belastungen innerlich abgrenzen zu können. Sie müssen dann nicht auf jeden Stressreiz reagieren.

Behandlung der häufigsten Entzugserscheinungen

Depressive Verstimmung

In verschiedenen Arbeiten wird **Johanniskraut** zur Behandlung von depressiven Verstimmungen untersucht, die durch den Raucherentzug bedingt sind.

Johanniskraut verbessert die Ausbeute des UV-Lichtes. Weil aber Stoffwechselprozesse im Hormon- und Nervenhaushalt auch vom Licht günstig beeinflusst werden, wirkt es – im wahrsten Sinne des Wortes – stimmungsaufhellend.

Johanniskraut bietet sich also vor allem im Winter an, wenn einem die kurzen Tage und die Dunkelheit auf die Stimmung schlagen. Empfehlenswert sind Fertig-Arzneimittel (Tagesdosis des Johanniskraut-Extraktes von 300–600 mg). Die volle Wirkung tritt oft erst nach 2–3 Wochen ein.

 Bei Johanniskraut werden häufig Wechselwirkungen mit anderen Medikamenten beobachtet, z. B. mit der Anti-Baby-Pille.
Eine ärztliche Verordnung ist sinnvoll!

Mittlerweile gibt es auch ein Lavendelpräparat zur innerlichen Einnahme. Lasea® wird bei Unruhezuständen und Angstgefühlen eingesetzt. Es hat sich gezeigt, dass Lavendel milde antidepressive und angstlösende Eigenschaften besitzt.

Gereiztheit

Auch wenn es anstrengend ist: Sport ist die beste Möglichkeit, um Ärger Luft zu machen.

Nehmen Sie sich jeden Tag zehn Minuten für eine „aktive Entspannung" (z. B. Qigong oder Yoga). Im günstigsten Fall haben Sie hierfür einen Kurs besucht, der eine gewisse Anleitung bietet.

Nehmen Sie abends ein Lavendel-Bad oder tragen Sie schon tagsüber ein Fläschchen mit Lavendelöl bei sich, um ab und zu daran zu schnuppern.

Tee aus Melissenblättern ist insbesondere bei nervösen Kopf- oder Magenschmerzen und bei nervös bedingten Schlafstörungen zu empfehlen.

 Einen gehäufter Teelöffel getrocknete Melissenblätter mit 200 ml heißem Wasser überbrühen, zugedeckt 10 Minuten ziehen lassen, abseihen und trinken.

Gewichtszunahme

Rauchen kurbelt den Energieverbrauch an und wirkt appetithemmend. Ex-Raucher haben daher öfter Hunger und nehmen – selbst bei gleichbleibender Nahrungszufuhr – zu. Heißt: Möglichst nicht mehr essen als zuvor, dafür mehr bewegen. Besonders aufpassen sollten Sie mit Süßigkeiten.

Die unter dem Stichwort „Achtsamkeit" durchgeführte Studie der Klinik für Naturheilkunde und Integrative Medizin in Essen zeigte Folgendes: Ex-Raucher, die lediglich eine Nikotinersatz-Therapie erhielten, nahmen im Schnitt 2,4 kg zu, Raucher, die eine Nikotinersatz-Therapie erhielten und zusätzlich durch Achtsamkeitsmeditation das Gespür für sich selbst und ihre Umwelt verstärkten, nahmen im Schnitt nur 1,7 kg zu.

Kalorienbomben sind Alkohol und Softdrinks. Im Fast-Food-Bereich ist ein Döner Kebab einem Hamburger und dieser wiederum einer Currywurst vorzuziehen.

Entschlackend wirken Reis-Apfel-Tage. Reis entwässert und ist leicht verdaulich.

 Reis kochen, kurz vor Ende der Garzeit Apfelstücke dazugegeben. Mit etwas Honig und Zimt verfeinern.

Auch Pellkartoffeln (ohne Salz gekocht) wirken entwässernd und entsäuernd. Lecker dazu: ein Mix aus Frühlingszwiebeln, Knoblauch, Petersilie, Zitronensaft.

Generell wäre – wenn Sie Lust haben, Ihr Leben auch auf anderen Ebenen umzukrempeln – jetzt ein guter Zeitpunkt, auf eine bewusste Ernährung zu achten. Die wichtigsten Regeln dafür sind:

- Nehmen Sie sich Zeit zum Essen: an den Tisch setzen, langsam essen, gut kauen.
- Machen Sie zwischen den Mahlzeiten Pausen, möglichst jeweils 4–5 Stunden.
- Essen Sie abends spät nichts mehr. Optimal ist ein Abendessen bis 18:00 Uhr.
- Wenn Sie abends noch essen gehen, sind warme, leichte Gerichte günstiger als große Salatteller, die über Nacht gären.
- Meiden Sie Softdrinks.
- Essen Sie keine Fertigprodukte mit Zusatzstoffen.

In letzter Zeit ist bei vielen Erkrankungen und Beschwerden die Frage, welchen pH-Wert das Gewebe hat, in die Aufmerksamkeit gerückt. Der pH-Wert sagt etwas über den Säure-Basen-Wert aus. Eine Übersäuerung schränkt die Funktionstüchtigkeit des Gewebes ein und kann zahlreiche gesundheitliche Beschwerden nach sich ziehen. Rauchen begünstigt eine Übersäuerung.

i In der Apotheke gibt es Teststreifen für den pH-Wert. Testen Sie doch einfach mal den Wert vom Morgenurin oder vom Speichel.

Einer Übersäuerung des Gewebes wirkt der Genuss von Kartoffeln und Wurzelgemüse wie Möhren, Pastinaken, Sellerie u. ä. entgegen. Als basisch wirkende Süßigkeiten bieten sich Trockenfrüchte wie Datteln (kaliumreich), Feigen (gut für die Verdauung) oder Rosinen (schnelle Energiespender) an.

Das Non-Plus-Ultra zum Abnehmen sind Gemüsesuppen. Sie machen satt und sind gesund. Besonders die Kohlsuppe lag in den letzten Jahren als „Schlankmacher" im Trend. Kohl enthält viele Ballaststoffe, die die Verdauung ankurbeln und unverdaut wieder ausgeschieden werden. Zudem enthält Kohl Schwefelverbindungen, die antibakteriell wirken. Zusammen mit Möhren, Kartoffeln, Sellerie, vielen Kräutern und Kräutersalz entsteht eine schmackhafte Suppe. Zahlreiche Rezepte variieren diese Suppe, z. B. mit Tomatenmark (auch sehr gesund) oder indischen Gewürzen.

 2 Stangen Lauch, 1 Dose Tomaten, 2 grüne Paprika, 1 rote Paprika, ein kleiner Weißkohl, 3–4 Möhren, einige Stangen Staudensellerie klein schneiden, mit Gemüsebrühe (Bioladen, ohne Geschmacksverstärker) bedecken, 10 Minuten kochen, danach auf kleiner Hitze garen. Mit Petersilie bestreuen. Ebenfalls Schlankmacher und etwas leichter verdaulich sind Suppen mit Wirsing, Spitzkohl oder Brokkoli.

Stress

In Stress-Situationen sollten Sie versuchen, ruhig ein- und auszuatmen und die innere Ruhe zu finden (z. B. mit Autogenem Training, Achtsamkeitsmeditation). Versuchen Sie, positiv zu denken. Machen Sie sich klar, dass die Zigarette nicht Ihre Probleme löst und dass das Rauchen nicht beruhigt. Im Gegenteil: Rauchen erhöht die Ausschüttung von Stresshormonen in ihrem Körper.

Müdigkeit und Erschöpfung

Viele Ex-Raucher berichten, dass sie sich zu Beginn der Entwöhnung in der aktiven Phase des Entzuges ohne die Zigarette müde, erschöpft und schlapp gefühlt haben.

Gönnen Sie sich, viel zu schlafen. Das Schlafbedürfnis geht mit der Zeit zurück.

Kreislaufanregend sind Wechselanwendungen mit kaltem und warmem Wasser, z. B. Wechselduschen. Als Einstiegsmöglichkeit könnten Sie sich morgens nach dem Duschen kalt abbrausen oder, falls Sie sich am Waschbecken waschen, einmal mit einem in kühles Wasser getauchten, gut ausgewrungenen Waschlappen am gesamten Oberkörper abwaschen.

Im Laufe des Tages kann man die Unterarme unter kaltes Wasser halten, um wieder auf Trab zu kommen.

Auch Rosmarin hat eine blutdruckanregende Wirkung. Allzu viel darf man nicht erwarten, dennoch sollte man auf jeden Fall Rosmarin einer Tablette vorziehen. Da die Vorstellung, bereits am frühen Morgen Rosmarintee zu trinken, nicht jedem angenehm ist, bietet sich als praktische Alternative an, ätherisches Rosmarinöl zu besorgen (naturrein!), einige Tropfen unter die bevorzugte Bodylotion zu mischen und sich damit morgens einzureiben. Ebenso ist es möglich, das Fläschchen mit Duftöl bei sich zu führen und in Phasen eines Blutdruck-Tiefs daran zu schnuppern.

Nachbemerkung

Sie haben in diesem Büchlein verschiedene Möglichkeiten zur Raucherentwöhnung aus dem Bereich der Komplementärmedizin kennengelernt. Mit diesem kleinen „Werkzeugkoffer" können Sie den Prozess der Entwöhnung aktiv selber unterstützen. Wir hoffen, dass die eine oder andere Maßnahme für Sie dabei ist.

Bereits in der Einleitung wurde deutlich: Die Raucherentwöhnung ist für viele ein langer Prozess, bei dem es auch mal Rückschläge gibt. Das soll Sie nicht verunsichern.

Die Erfahrung zeigt jedoch: Wer sich einmal mit der Pflanzenheilkunde, mit der sinnlichen Welt der Aromaöle, mit der Homöopathie befasst, der greift auch in anderen Situationen darauf zurück. Wer einmal anfängt, bewusster in sich selbst hineinzuhorchen und zu merken, wann dieses Gefühl kommt, dass man jetzt eine Zigarette „braucht", der wird auch in anderen Momenten bewusster mit sich selbst umgehen. Wer sich einmal aufgerafft hat und die Laufschuhe herausgeholt hat, der wird dieses Gefühl von wohliger Entspannung nach der Anstrengung nicht vergessen. Und wer einmal angefangen hat, vegetarische Rezepte auszuprobieren, der wird merken, dass es hier noch viel zu entdecken gibt.

So ist der Weg der Raucherentwöhnung, auch wenn es Rückschläge geben sollte, in jedem Fall ein Weg zu sich selbst. Es ist ein Weg, in Kontakt zu sich zu treten und all das, was man bisher so gerne mit der Zigarette „weggeraucht" hat, eher wahrzunehmen und ernst zu nehmen, auch wenn es sich dabei um Gefühle von Verlegenheit, Anspannung, Wut oder Überforderung handelt. Naturheilkunde und Homöopathie bieten Wege, genau mit diesen Gefühlen besser umgehen zu können, Körper, Seele und Geist zu stärken.

Wir wünschen Ihnen viel Erfolg dabei!

Literatur

Altner N et al.: Stressbewältigung durch Achtsamkeit als Unterstützung bei der Reduzierung des Tabakkonsums bei Krankenhauspersonal – eine kontrollierte Interventionsstudie zur Förderung des rauchfreien Krankenhauses. In: Th. Heidenreich, J. Michalak (Hrsg.): Achtsamkeit und Akzeptanz in der Psychotherapie – Ein Handbuch. dgvt-Verlag; 2004.

Benson H: The Relaxation Response. Harper Collins; 2000.

Carr A: Endlich Nichtraucher! Der einfachste Weg, mit dem Rauchen Schluss zu machen. Goldmann Verlag; 2012.

Cahill K et al: Pharmacological interventions for smoking cessation: an overview and network meta-analysis. Cochrane Database Syst Rev. 2013; doi: 10.1002/14651858.CD009329.pub2

Ernst E: Complementary therapies for addictions: not an alternative. Addiction. 2002; 97: 1491–1492.

Fagerström KO, Schneider NG: Measuring nicotine dependence: a review of the Fagerström Tolerance Questionaire. Journal of Behavioural Medicine. 1989; 12: 159–182.

Hecker U: Ohr-, Schädel-, Mund-, Hand-Aku-
punktur. Somatotopien in der Akupunktur.
Hippokrates Verlag; 1996.

Prochaska J, Di Clemente C: Stages and processes
of self-change in smoking: Toward an integrative model of change. Journal of Consulting
and Clinical Psychology 5 (1983): 390–395.

Van Haselen RA, Friedrich ME: A comprehen-
sive assessment of the role of complementary
and alternative medicine in smoking cessation, Perfusion 16 (2003): 364–369.

White AR et al: Acupuncture and related interventions for smoking cessation. Cochrane
Database Syst Rev. 2011; (1): CD000009. doi:
10.1002/14651858.CD000009.pub3

Wiesenauer M, Elies M: Praxis der Homöopathie,
4. Aufl. Hippokrates in MVS 2004

Wiesenauer M, Kerckhoff A: PhytoPraxis.
Springer Verlag 2003.

Yarnell E, Abascal K: Botanical Remedies for
Nicotine Addiction, Alternative and Complementary Therapies 7, 6 (2001): 337–340.

Die Autorin

Dr. Annette Kerckhoff, BSc Komplementärmedizin und European Master of Health Promotion, Lehrbeauftragte für naturheilkundliche Selbsthilfestrategien, Phytotherapie und Medizingeschichte, ist seit fast zwei Jahrzehnten auf die laienverständliche Vermittlung von Gesundheitswissen und Selbsthilfemaßnahmen spezialisiert. Sie hat zahlreiche Ratgeber und Patienteninformationen geschrieben und arbeitet für die Carstens-Stiftung : Natur und Medizin. Annette Kerckhoff hat diverse nebenberufliche Lehraufträge an der Hochschule für Gesundheit & Sport, Technik & Kunst (Berlin und Ismaning) und der Hochschule Coburg.

Der Autor

Prof. Dr. Andreas Michalsen ist Facharzt für Innere Medizin und Ernährungsmediziner. Seit 2009 ist er Chefarzt am Zentrum für Naturheilkunde des Immanuel-Krankenhauses in Berlin-Wannsee. Darüber hinaus ist er Inhaber der Stiftungsprofessur für klinische Naturheilkunde an der Berliner Charité. Seine international publizierten Forschungsarbeiten beschäftigen sich mit den Themen der Mittelmeerkost, der Vollwerternährung, der Raucherentwöhnung und der Stressreduktion bei Koronarerkrankungen sowie mit der Therapie der Herzinsuffizienz und ergänzenden Behandlungsmöglichkeiten durch Kneipp-Therapie. Andreas Michalsen leitete im Jahr 2000 die Raucherentwöhnungsstudie an der Klinik für Naturheilkunde und Integrative Medizin der Kliniken Essen-Mitte.

Die Buchreihe *Was tun bei ...* im KVC Verlag

M. Elies, A. Kerckhoff (2013
Diagnose Krebs

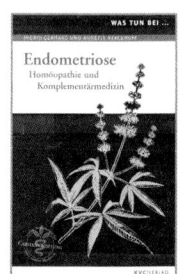

I. Gerhard, A. Kerckhoff (2011)
Endometriose

A. Kerckhoff, S. Kruse (2004)
Mittelohrentzündung

A. Kerckhoff (2004)
Nasennebenhöhlenentzündung

A. Kerckhoff (2005)
Heuschnupfen

A. Kerckhoff (2010)
Prüfungsangst

A. Kerckhoff, A. Michalsen (2005)
Raucherentwöhnung

A. Kerckhoff, J. Wilkens (2006)
Schlaganfall

A. Kerckhoff, J. Wilkens (2006)
Wundheilung nach Operationen

A. Kerckhoff, J. Wilkens (2014)
Demenz

A. Kerckhoff, S. v. Frankenberg (2007)
Kopfschmerzen von Kindern

J. Langhorst, A. Kerckhoff (2. Aufl. 2010)
Colitis ulcerosa und Morbus Crohn

T. Rampp, A. Kerckhoff (2010)
Heilfasten

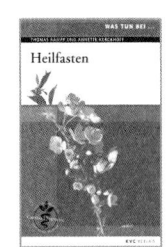

T. Rampp, K. Hoffschulte (2014)
Rheuma

B. Schüler (2008)
Selbsthilfe bei Trockenen Augen

B. Schüler, M. Frühwald (2012)
Selbsthilfe bei Grauem Star und Altersweitsichtigkeit

G. Spahn, A. Kerckhoff (2007)
Nebenwirkungen einer Krebstherapie

J. Wilkens, A. Kerckhoff (2009)
Parkinson – Selbsthilfe und Komplementärmedizin

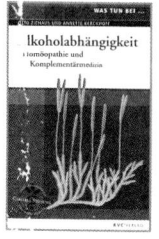

O. Ziehaus, A. Kerckhoff (2011)
Alkoholabhängigkeit

O. Ziehaus, A. Kerckhoff (2013)
Depression